Schönle/Hess/Rödig

Schmerzfrei & beweglich mit dem neuen Hüftgelenk

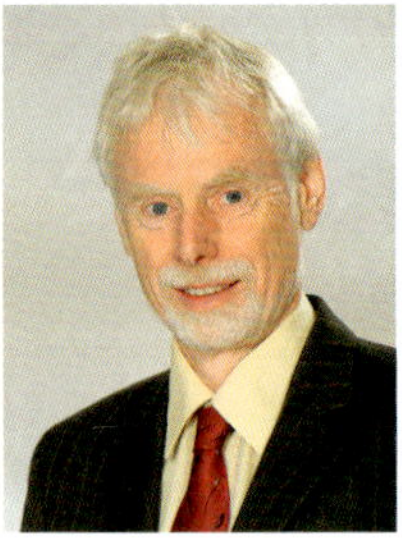

Dr. med. Christoph Schönle ist ehemaliger Chefarzt für Orthopädie an der Rehaklinik Lindenplatz in Bad Sassendorf.

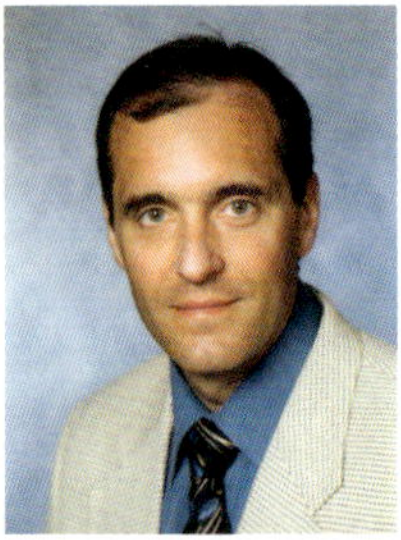

Prof. Dr. med. Thomas Hess ist Arzt für Orthopädie und Unfallchirurgie und Chefarzt der Orthopädie Lippstadt-Erwitte am Marienhospital Erwitte.

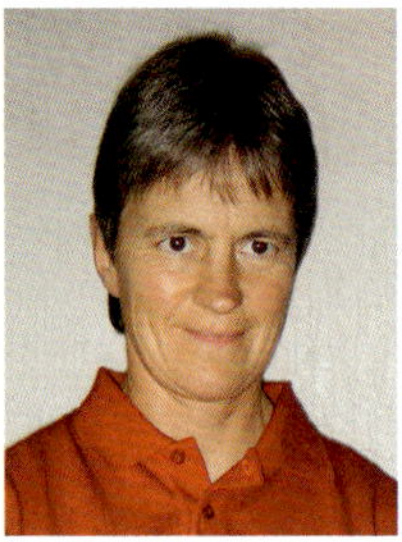

Silke Rödig ist Diplom-Sportlehrerin und Physiotherapeutin. Sie arbeitet an der Rehaklinik Lindenplatz in Bad Sassendorf.

Dr. med. Christoph Schönle
Prof. Dr. med. Thomas Hess
Silke Rödig

Schmerzfrei & beweglich mit dem neuen Hüftgelenk

Die besten Übungen für zu Hause

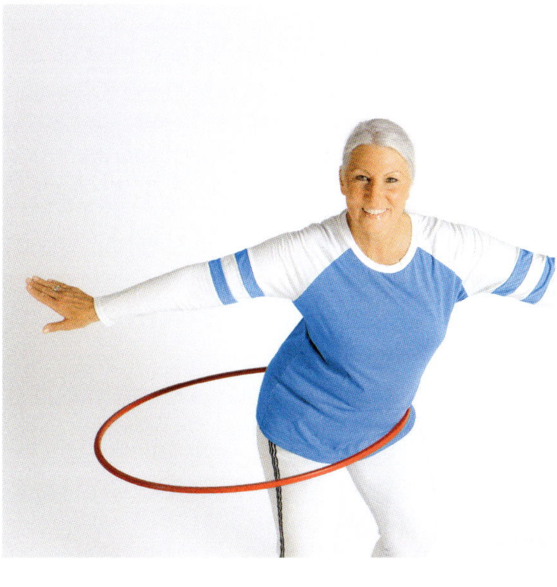

TRIAS

Inhalt

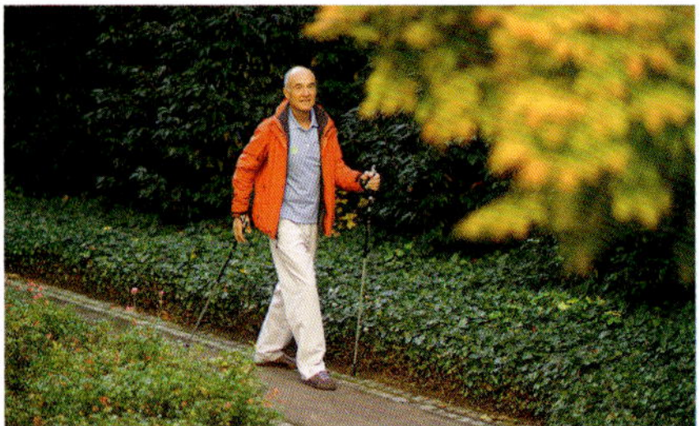

Grundlagenwissen

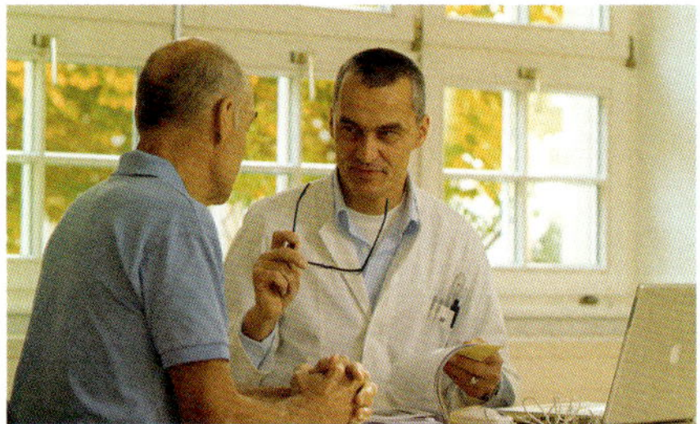

Richtige Vorbereitung

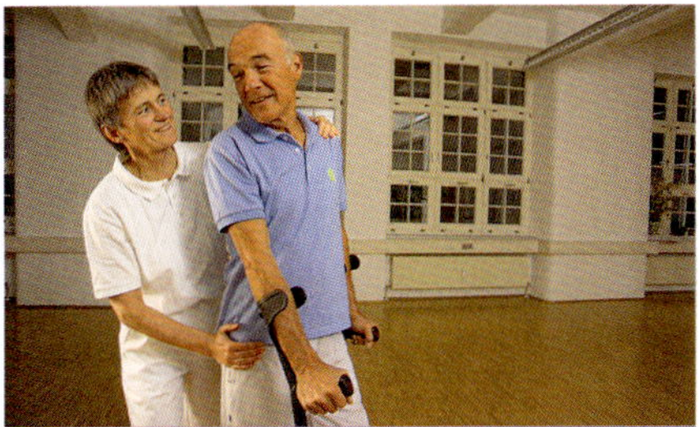

Neue Mobilität

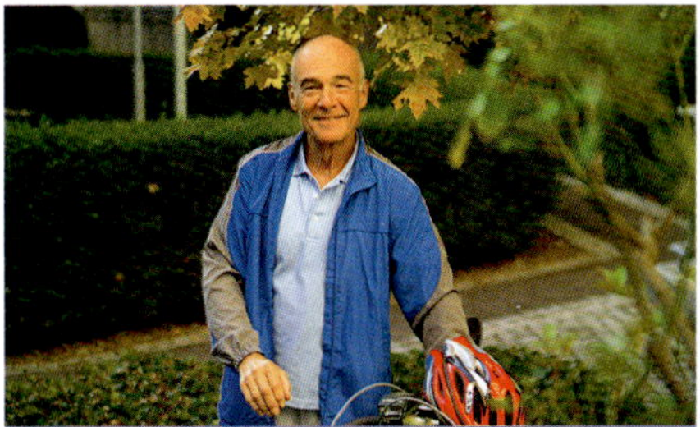

Wieder fit werden

Vorwort

Liebe Leserinnen, liebe Leser

Unsere Vorfahren in der Steinzeit mussten täglich 10 bis 20 Kilometer gehen oder laufen, um ihre Ernährung sicherzustellen. Wenn auch die moderne Zivilisation diesen Bewegungszwang deutlich reduziert hat, gehört das schmerzfreie und flüssige Gehen – und vielleicht auch Laufen – weiterhin zu unseren Grundbedürfnissen. Die Implantation eines künstlichen Gelenkes ist eine segensreiche Erfindung, die die Schmerzen und Bewegungseinschränkungen eines arthrotischen Gelenkes aufheben kann.

Trotz einer globalen Routine beim Einsetzen einer Hüftendoprothese ist es sinnvoll, die Art des Kunstgelenkes und die Operation genau zu planen. Auch in der anschließenden Heilungsphase sollten bestimmte Richtlinien konsequent eingehalten werden, um typische Komplikationen zu vermeiden. Schließlich sollte die Lebensweise an das Kunstgelenk angepasst werden, um eine möglichst lange Haltezeit der Prothese zu gewährleisten.

Das Autorenteam befasst sich seit Jahrzehnten mit dem Einsatz künstlicher Hüftgelenke, der Nachbehandlung der Patienten sowie auch mit der Belastbarkeit von Hüftendoprothesen. Viele Erfahrungen aus der Praxis sind in diesen Ratgeber eingeflossen, der Ihnen grundlegende Informationen über künstliche Hüftgelenke gibt, aber auch eine Reihe von Praxistipps und Übungen, die Ihnen helfen sollen, nach der Operation möglichst bald wieder mobil und aktiv zu werden.

Das wünschen Ihnen

Dr. med. Christoph Schönle
Prof. Dr. med. Thomas Hess
Silke Rödig

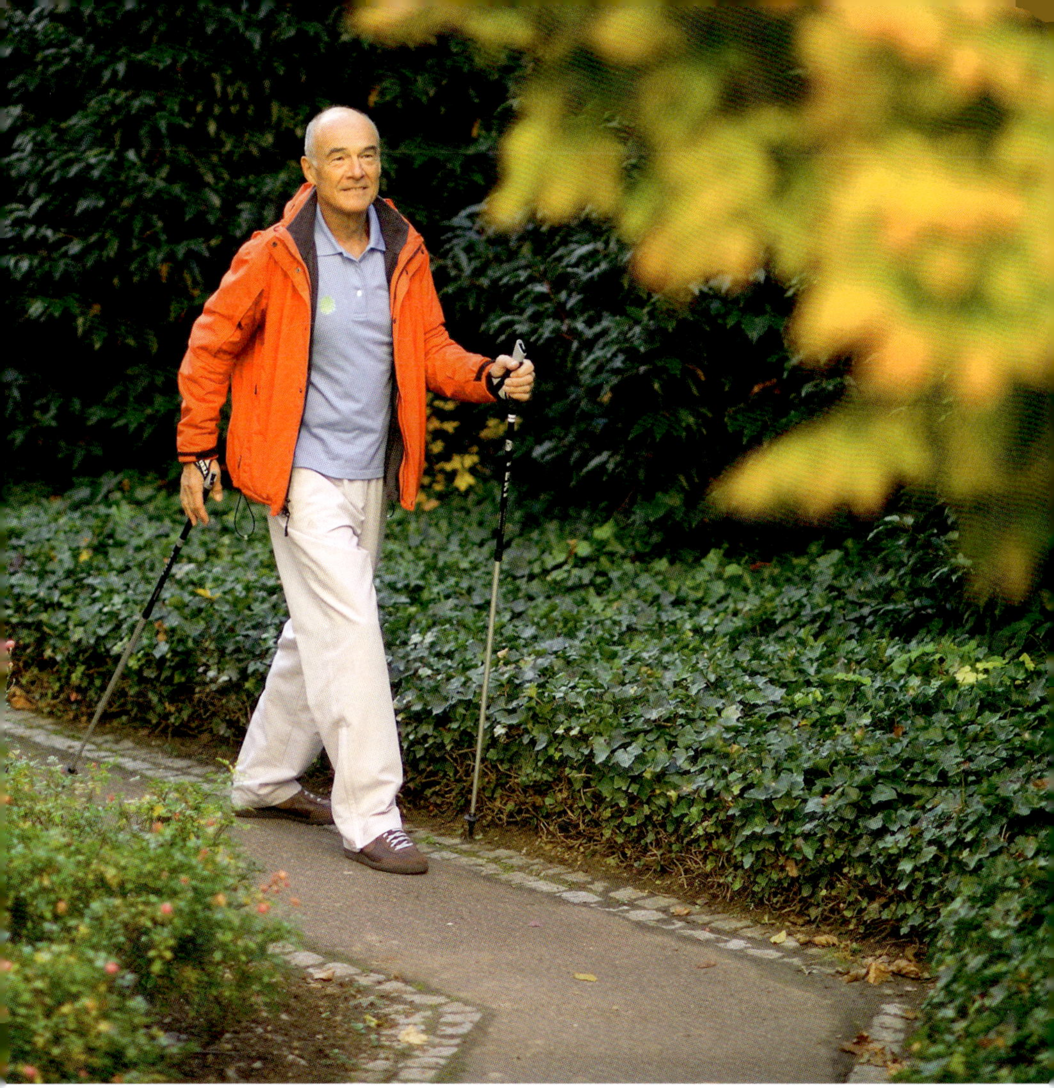

Natürliche und künstliche Hüftgelenke

Das Hüftgelenk – ein Kugelgelenk

Gelenkpfanne und Hüftkopf

Die Hüfte ist ein Kugelgelenk. Der Hüftkopf wird mehr als zur Hälfte von der Gelenkpfanne umschlossen. Dadurch ist das Gelenk sehr stabil und dennoch gut beweglich – andererseits kann dies, vor allem bei leichten Fehlformen, zu einer erhöhten Anfälligkeit für Verschleiß führen. Die knorpelige Randlippe an der Pfanne sowie die kräftige Gelenkkapsel sorgen für zusätzliche Stabilität.

Die Hüftpfanne und der Hüftkopf sind von einer nur 5–7 mm breiten, glatten (»hyalinen«) Knorpelschicht überzogen. Dieser Knorpel wird nach Abschluss des Wachstums vom Körper nicht mehr nachgebildet, er muss für ein Leben lang ausreichen. Da der Knorpel keine eigenen Blutgefäße besitzt, wird er nur aus der Gelenkflüssigkeit und aus dem darunterliegenden Knochen ernährt. Um die Ernährung der Knorpelzellen zu optimieren, sind regelmäßige Bewegungen und Belastungen (Gehen, Laufen, Radfahren) sinnvoll, bei denen der Knorpel wie ein Schwamm ausgepresst und wieder angefüllt wird.

Die Muskulatur im Hüftbereich

Kräftige Muskeln überspannen das Hüftgelenk und ermöglichen die Beugung, Streckung, Drehung, An- und Abspreizung. Beim Gehen sind diese Muskeln in unterschiedlichen Phasen des Gangzyklus aktiv. Chronische Schmerzen führen zu Inaktivität und schwächen damit einzelne Muskeln: Besonders die Gesäßmuskulatur (z. B. der M. glutaeus maximus), aber auch die vordere Oberschenkel- und Wadenmuskulatur verlieren an Kraft. Andere Muskeln, die an der Oberschenkelinnen- und -rückseite verlaufen, neigen außerdem zu Verkürzung oder Verspannung, was zu Schmerzen, Schiefstellungen des Beckens oder zu einem Hinken führen kann. Manchmal können die tiefer gelegenen kleinen Gesäßmuskeln so stark verkrampfen, dass Schmerzen entstehen, die – ähnlich dem Ischiasschmerz – zur Rückseite des Oberschenkels hin ausstrahlen.

Von besonderer Bedeutung sind der mittlere und kleine Gesäßmuskel (M. glutaeus medius und minimus), die das Abspreizen der Hüfte ermöglichen. Sie stabilisieren das Becken im Einbeinstand und halten es beim Gehen und Treppensteigen in der Waagerechten. Bei einer Schädigung oder Schwäche dieser Muskeln kommt es zu einem charakteristischen Hinken mit Absinken des Beckens.

Ein weiterer wichtiger Muskel (M. iliopsoas) beugt die Hüfte. Er verläuft von der Wirbelsäule (und der Innenseite des Beckens) unter dem Leistenband bis zum kleinen Rollhügel (Trochanter minor) des Oberschenkels. Wird dieser Muskel oder die zugehörige Sehne geschädigt (z.B. durch einen Oberschenkelhalsbruch), ist die Kraft der Hüftbeugung herabgesetzt, was dann in bestimmten Situationen auffällt (Beispiel: »Ich kann mein Bein beim Einsteigen ins Auto nicht anheben und muss mit der Hand nachhelfen«). Das Gangbild wird dadurch jedoch kaum beeinträchtigt.

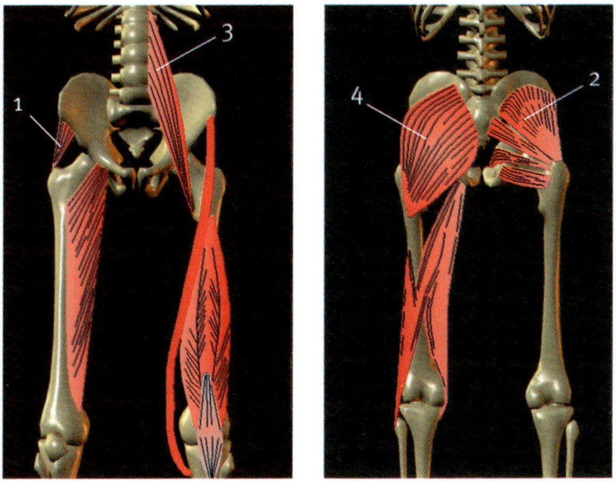

▶ Die wichtigsten beim Gehen beteiligten Muskeln
1 = M. glutaeus minimus
2 = M. glutaeus medius
3 = M. iliopsoas
4 = M. glutaeus maximus

Das Hüftgelenk – ein Kugelgelenk

Belastungen für Muskeln und Gelenke

Aufgrund der Hebelverhältnisse wirken auf das Hüftgelenk weit höhere Kräfte als das einfache Körpergewicht ein. So steigt die Belastung beim Einbeinstand oder beim ruhigen Gehen bereits bis auf das Drei- bis Fünffache, beim Treppensteigen, beim kräftigen Abstoßen oder Springen sogar bis auf das Zehnfache des Körpergewichts. Insofern ist es nicht verwunderlich, dass die Belastbarkeit des Oberschenkelknochens bis zu 1000 kg reicht. Auch ein künstliches Hüftgelenk muss diesen Kräften standhalten und sie in geeigneter Weise an den Knochen weiterleiten.

Ist ein Gelenk in seiner Funktion gestört, werden regelmäßig die Nachbargelenke stärker belastet, was dann ebenfalls Beschwerden verursachen kann. So treten bei Hüfterkrankungen häufig Reizungen und Beschwerden des Kniegelenks, des Kreuzdarmbeingelenks oder der Lendenwirbelsäule auf. Auch die vom Hüftgelenk zum Kniegelenk ziehenden Nervenbahnen können ausstrahlende Knieschmerzen verursachen. Bei jedem unerklärlichen Knieschmerz sollte daher stets auch das Hüftgelenk untersucht werden.

Künstliche Gelenke – Modelle und Funktionen

Als Standardmodell eines künstlichen Hüftgelenks hat sich die sogenannte »markraumverankerte Totalendoprothese« durchgesetzt. Bei ihr werden sowohl die Hüftpfanne als auch der Oberschenkelkopf durch künstliches Material ersetzt.

Moderne Standardprothesen bestehen dabei in der Regel aus mehreren Teilen; jeweils zwei Elemente sind dem Knochen zugewandt (Hüftpfanne und Prothesenstiel) und zwei weitere bilden das Gelenk und damit die »Gleitpaarung« (Pfanneninlay und Prothesenkopf). Unterschiede zwischen den einzelnen Prothesenformen der verschiedenen Firmen bestehen heutzutage vor allem hinsichtlich Verankerungsart, Material und Gleitpaarung.

Verankerung des künstlichen Hüftgelenks im Knochen

Hier ist zwischen zementierten und zementfreien Prothesen zu unterscheiden. Der »Zement« ist eigentlich ein Zweikomponentenkleber mit dem Namen »Polymethylmetacrylat«. Dieses Material kennt man als Plexiglas. Der Knochenzement verankert sich während seiner flüssigen Phase mit vielen kleinen Ausläufern in den schwammartigen Knochenbälkchen und schafft so eine feste Verbindung im Knochen.

Das Einsetzen zementierter Prothesen ist ein äußerst bewährtes und sicheres Operationsverfahren, über das mittlerweile mehr als 30 Jahre Erfahrungen vorliegen. Gegenüber der zementfreien Prothese ist es damit das ältere – aber keineswegs ein veraltetes – Verfahren.

Künstliche Gelenke

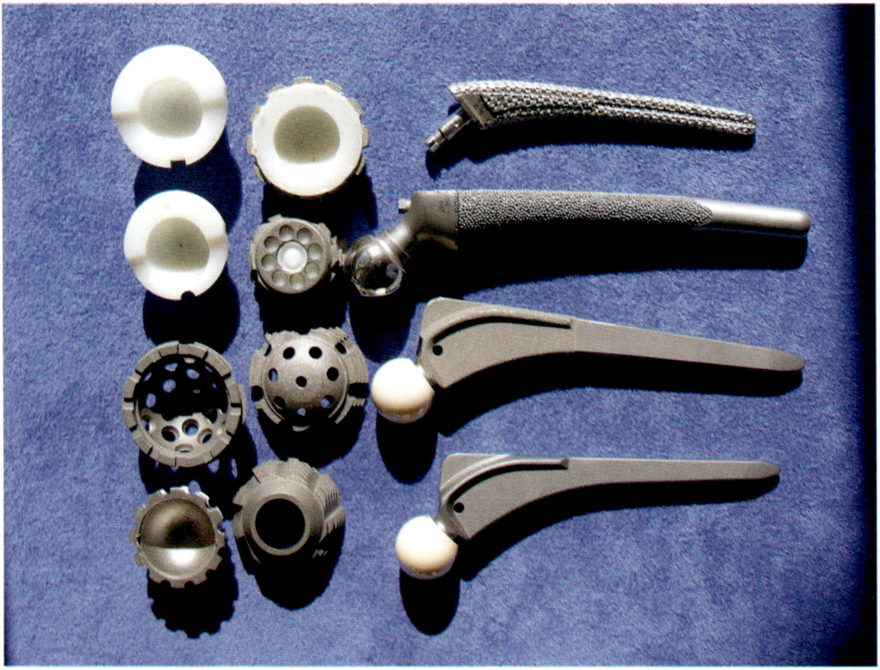

▲ Verschiedene Modelle von Hüftendoprothesen: Zu sehen sind 4 Metall-Schäfte mit unterschiedlichen Oberflächen zum Einpressen in den Oberschenkelknochen, verschiedene Metall-Pfannen zum Einschrauben in den Beckenknochen, 3 Pfanneneinlagen (»Inlays«) aus Polyethylen und 3 Prothesenköpfe (2 aus Keramik, einer aus Metall). Je nach Form und Festigkeit der Knochenröhre wählt der Operateur die richtige Prothesenform für den Patienten aus.

Bewährte zementierte Hüftprothesen halten 25 Jahre und länger. Lockert sich aber eine zementierte Prothese, so brechen aus dem Zement nach und nach kleinere Partikel ab, die vom Knochen nicht vollständig weggeräumt werden können. Hierdurch bilden sich dann sogenannte Zysten (Löcher) im Knochen.

Wenn man dann mit einem Prothesenaustausch zu lange wartet, greift der gelockerte Zement den Knochen an und führt zu einer Ausdünnung. Diese Schwächung des Knochens erschwert den Einbau einer neuen Prothese.

Bei der zementfreien Prothese werden die Pfanne und der Schaft in den Knochen eingepresst oder -geschraubt. Dann aber muss der Knochen noch zur endgültigen Stabilisierung an die Prothese heranwachsen. Daher werden knochenfreundliche Metalllegierungen (in der Regel Titan) mit zusätzlichen Beschichtungen (besondere Oberflächenstrukturen oder kalziumhaltige Materialien) verwendet. Die Lebensdauer moderner zementfreier Prothesen ist heute mit derjenigen zementierter Prothesen vergleichbar. Entsprechend der längeren Einwachszeit der zementfreien Prothese dauert es bei diesen Patienten manchmal etwas länger, bis

INFO

Gleichwertige Verfahren

Keines der beiden Verfahren hat sich dem anderen als überlegen gezeigt. Das langfristige Ergebnis hängt entscheidend davon ab, welche Erfahrungen der Operateur mit der Methode hat. Bei der zementierten Prothese ist auch die Qualität des Zementmantels von erheblicher Bedeutung. Für beide Verfahren gilt: Die gelungene Kombination aus ärztlicher Erfahrung und Operationsverfahren sichert den Erfolg.

rerseits ist viele Jahre später im Falle einer Lockerung der Prothesenwechsel etwas leichter durchzuführen. Da zum Einwachsen einer zementfreien Prothese eine gute Knochenqualität und Zellaktivität erforderlich ist, wird dieser Prothesentyp eher bei jüngeren Patienten eingesetzt.

Künstliche Gelenke

Materialien für Hüftpfanne und Prothesenstiel

Diesem Punkt wird durch die Werbung der Industrie mehr Bedeutung beigemessen, als ihm eigentlich zukommt. Eine zementfreie Prothese wird heute in der Regel aus Titanlegierung (Titan-Aluminium-Vanadium) hergestellt. Dieses Metall ist sehr knochenfreundlich, löst nur selten Allergien aus und zeigt im Zusammenhang mit einer entsprechenden Oberflächenbeschichtung ein hervorragendes Einwachsverhalten. Darüber hinaus ist es in seiner Elastizität dem Knochen sehr ähnlich, was diesen wiederum »trainiert«. Eine zementierte Prothese dagegen darf aufgrund des umgebenden Zementmantels nicht zu flexibel sein und wird deshalb aus der bewährten Kobalt-Chrom-Molybdänlegierung (CoCrMo) hergestellt. Eisen oder Stahl ist in keiner Hüftprothese mehr enthalten.

Materialien für Prothesenkopf und Inlay

Der Prothesenkopf und die Auskleidung der Gelenkpfanne (Inlay), die sich gegeneinander bewegen (Gleitpaarung), beeinflussen entscheidend die Lebensdauer der Prothese. Die Abriebpartikel dieser Stoffe verursachen Reaktionen des Knochens und haben Fernwirkungen im Körper. In der Regel sind heute folgende Gleitpaarungen gebräuchlich:

Prothesenkopf aus Kobalt-Chrom-Molybdän – Pfanneninlay aus Polyäthylen

Diese klassische Kombination wurde vor einigen Jahrzehnten als ideale reibungsarme Gleitpaarung entdeckt. Sie ist heute weltweit als Standardkombination verbreitet. Die Erfahrung hat gezeigt, dass es nach langer Tragezeit zu einem Verschleiß des schwächeren Partners, nämlich des Kunststoffs Polyäthylen (PE), kommt. Der PE-Abrieb gilt heutzutage als Hauptfaktor für die

Prothesenlockerung. Dennoch kann in zahlreichen Fällen nicht auf das PE als Partner einer Gleitpaarung verzichtet werden.

Prothesenkopf aus Keramik – Pfanneninlay aus Polyäthylen

Keramik als Gleitoberfläche bei künstlichen Hüftgelenken wurde in Europa bereits vor über 30 Jahren eingeführt. Das Material ist mittlerweile ausgereift, weist eine äußerst glatte, abriebarme Oberfläche auf und ist sehr gut knochen- und gewebeverträglich. In Verbindung mit einem Pfanneninlay aus PE kann der Abrieb gegenüber Metall um das Zehnfache verringert werden. Allerdings ist Keramik spröde und kann brechen. Es sind wenige Fälle von Keramikbrüchen – meist nach Unfällen – bekannt geworden.

Prothesenkopf aus Keramik – Pfanneninlay aus Keramik

Diese Gleitpaarung ist äußerst abriebarm und daher besonders langlebig. An der künstlichen Pfanne kann die Keramik allerdings nur als Inlay verwendet werden, zum Knochen hin muss eine Schale aus Metall (in der Regel Titan) eingesetzt werden, da sich die Keramik nicht direkt mit dem Knochen verbindet. Damit müssen auch die Prothesen mit einer Keramik/Keramik-Gleitpaarung mindestens vierteilig sein. Diese Materialkombination ist eine durchaus attraktive Möglichkeit für junge Patienten, bei denen es um eine besondere Langlebigkeit der Prothese geht. Nachteil ist wiederum die Gefahr von Keramikbrüchen – vor allem nach Stürzen – und einer dann notwendigen Austauschoperation.

Prothesenkopf aus Metall – Pfanneninlay aus Metall

Bei dieser Kombination sind Prothesenkopf und Pfanneninnenfläche aus hochpolierten Kobalt-Chrom-Legierungen beschaffen. Ein weitgehend reibungsfreier Lauf der Gelenkpartner wird durch die besonders präzise Formgebung der beiden Teile und den dadurch entstehenden Spalt von nur wenigen Mikrometern hervorgerufen. Hierdurch kann sich Gelenkflüssigkeit in diesen Kapillarspalt ansaugen und als »Schmiermittel« dienen. Dennoch kommt es bei Metall/Metall-Kombinationen unausweichlich zu einer erhöhten Freisetzung von Kobalt-Chrom-Ionen, welche dann im Blutserum nachweisbar sind. Dieser Effekt tritt insbesondere bei größeren Köpfen, z. B. bei den »Hüftkappen« auf. Die Metallionen werden über die Niere ausgeschieden. Da man nicht weiß, ob hier auf Dauer Veränderungen entstehen, werden diese Prothesen heute seltener eingebaut.

INFO

Endoprothesenpass

Dieser kleine Ausweis wird vom Operateur ausgestellt und enthält alle Informationen über den Typ, das Material und den Einbau der Prothese. Dies ist im Fall einer späteren Komplikation oder erneuten Operation wichtig. Bei den Sicherheitskontrollen bei Flugreisen ist er eventuell nötig.

Operative Zugangswege

Das Hüftgelenk sitzt tief im Oberschenkel: Von vorn kann es etwa in Höhe der Mitte des Leistenbandes lokalisiert werden. Der Operationsschnitt kann direkt von vorn, oder etwas seitlich, oder ganz seitlich, oder auch mehr von der Gesäßregion erfolgen. Es gibt auch eine Operationsmethode, bei der von vorn und von hinten ein Schnitt gemacht wird. Je nach operativem Zugang müssen verschiedene Muskeln eingekerbt - oder mit einem Haken während der Operation zur Seite gehalten werden. Dabei können die Muskeln manchmal gezerrt werden oder auch die in der Nähe liegenden Nerven (im vorderen Bereich der Nervus femoralis, im hinteren Bereich der Ischiasnerv) irritiert werden. Jeder dieser Zugangswege hat also unterschiedliche Vor-, aber auch manche Nachteile, worüber der Operateur die Patienten vorher aufklärt. Da der Mensch im Allgemeinen nur nach der Außenseite blickt, glaubt man häufig, dass ein möglichst kleiner Hautschnitt das Optimale wäre. Dies ist aber nicht richtig, denn auch bei einem minimalen Hautschnitt muss eine Prothese ganz tief in das Gelenk eingebaut werden; und manchmal ist ein guter

Überblick über die Pfanne und den Hüftkopf während des Einbaus sinnvoller als ein Minihautschnitt. Beim minimalinvasivem Zugang scheint die Blutungsneigung geringer zu sein, eventuell ist auch die Muskelfunktion in den ersten Wochen etwas besser; nach 3 Monaten ist aber kein Unterschied mehr festzustellen.

Je nach operativem Zugang sind bestimmte Bewegungen nach der Operation für einige Zeit zu vermeiden, damit keine Luxation der Prothese eintritt: Beim vorderen Zugang darf beispielsweise keine Überstreckung des Hüftgelenkes erfolgen, beim seitlichen Zugang dagegen vor allem keine Anspreizung und beim hinteren Zugang vor allem keine Beugung über 90°.

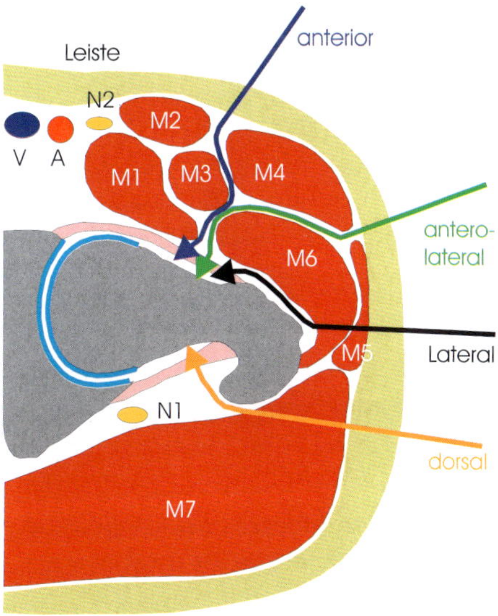

▶ Je nach operativem Zugang treten Schwachstellen in der durchtrennten Gelenkkapsel (rosa) und in den Muskeln (rot) ein, die heilen müssen, bevor eine ausreichende Stabilität gewährleistet ist. Daher wird der Operateur genaue Anweisungen geben, welche Bewegungen des Beines nach der Operation für eine gewisse Zeit zu vermeiden sind. Die Nerven (N1 = N. ischiadicus, N2 = N. femoralis) sind durch die Operationsschnitte nicht gefährdet. Es kann in seltenen Fällen aber nach der Operation eine Nervenkompression durch Hakenzug oder einen großen Bluterguss auftreten. Anterior = vorn, antero-lateral = vorn-seitlich, lateral= seitlich, dorsal = hinten. M1 = M. Iliopsoas, M2 = M. sartorius, M3 = M. rectus femoris, M4 = M. tensor fasciae latae, M5 = M. gluteus medius, M6 = M. gluteus minimus, M7 = M. gluteus maximus. A=Arterie, V = Vene.

Prothesenformen

In den letzten Jahren sind kürzere und kleinere »knochensparende« Prothesenmodelle auf den Markt gekommen. Hier stand die Überlegung im Vordergrund, dass man beim Austausch einer Prothese immer eine größere Prothese wählen muss. Kurze, knochensparende Prothesen lassen daher »Raum« für spätere Wechseloperationen und sind insbesondere für Patienten jüngeren Alters geeignet.

Oberflächenersatz (Hüftkappen)

Beim Oberflächenersatz wird der Hüftkopf nicht abgetrennt, sondern lediglich der zerstörte Knorpel abgefräst und mit einer Prothese »überkront«. Diese McMinn-Prothese ist ein Oberflächenersatz, bei dem sowohl Pfanne als auch Kappe aus einer Metalllegierung (Kobalt-Chrom) bestehen. Ein Nachteil ist der durch entsprechende Blutwerte nachweisbare hohe Abrieb von Kobalt- und Chromionen. Deshalb wird diese Prothesenform bei Patienten mit unsicherer Nierenfunktion oder Allergie auf Kobalt, Chrom oder Nickel nicht eingesetzt.

Prothesen mit kurzem Schaft

Kurzschaftprothesen haben verkürzte Stiele und verankern sich im Schenkelhals und nur im obersten Teil des Oberschenkelschaftes. Damit verfolgen sie das gleiche Ziel wie die Kappenprothesen: Im Fall einer Lockerung ist nur der oberste Teil des Oberschenkels »verbraucht«, als Ersatz kann eine markraumverankerte Standardprothese implantiert werden. Im Gegensatz zur Kappenprothese ersetzen sie aber auch den Oberschenkelhals und tragen einen Prothesenkopf mit kleinerem Durchmesser. Die Prothesenpfannen sind mit denen der Standardprothesen identisch.

Prothesen mit langem Schaft

Prothesen mit langem Schaft werden in der Regel bei Austauschoperationen oder Tumoren eingesetzt. Meist handelt es sich um »Modularprothesen«, die während der Operation dem Bedarf entsprechend zusammengesetzt werden und eine möglichst genaue Rekonstruktion der Beinlänge und Geometrie ermöglichen. Da diese Systeme kompliziert und teuer sind, werden sie meist nur in größeren Zentren eingesetzt.

Halbe Prothesen

Bei den sogenannten Hemiprothesen (hemi = halb) wird ein Prothesenstiel eingesetzt und lediglich der Oberschenkelkopf durch einen großen Prothesenkopf ersetzt. Die ursprüngliche Hüftpfanne bleibt erhalten. Diese Prothesen werden nur dann eingesetzt, wenn eine äußerst kurze Operationsdauer erforderlich ist, meist bei älteren Menschen nach einer irreparablen Oberschenkelhalsfraktur. Da die natürliche Pfanne unter der Belastung des künstlichen Prothesenkopfes rasch verschleißt, ist die Dauerbelastbarkeit der Hemiprothesen deutlich herabgesetzt. Eine Sonderform sind »Duokopfprothesen«, bei denen sich in einer großen Kopfschale ein kleinerer Zweitkopf bewegt.

Einwachsen und Haltbarkeit der Prothese

Eine zementfreie Hüftprothese, die bei der Operation fest in den Knochen eingepresst oder eingeschraubt wird, weist eine gewisse Stabilität auf. Allerdings hält sie noch nicht allen Belastungen stand. Erst im Laufe von Wochen wachsen Knochenzellen an die Metallteile heran, um diese fest mit einem Knochenmantel zu umgeben. Eine zementierte Prothese ist dagegen sofort belastungsstabil.

Frühlockerung

Nach etwa sechs bis acht Wochen ist die zementfreie Prothese, sofern keine mechanische Unruhe bestand, zu etwa 60 Prozent fest eingewachsen. Wird aber das Knochenwachstum gestört, etwa durch ständige Bewegung der Prothese im Knochen, kann es zu einem verzögerten Festwachsen der Prothese kommen – wie bei einem Knochenbruch, dessen Bruchstücke ständig bewegt werden. Im schlimmsten Fall kann sich sogar ein schmaler, zunächst nur wenige Mikrometer dicker Bindegewebssaum zwischen Prothese und Knochen bilden, der im Laufe von Monaten immer breiter wird und schließlich dazu führt, dass die Prothese sich frühzeitig lockert. Daher ist es ganz wichtig, eine von dem Operateur verordnete Teilbelastung kontinuierlich einzuhalten. Auch bei einer erlaubten Vollbelastung darf dem künstlichen Hüftgelenk noch keine Maximalbelastung (Sport, Sprünge, Sprints usw.) zugemutet werden.

Späte Lockerung

Irgendwann einmal lockert sich jede Hüftprothese. Für die »Lebensdauer« eines künstlichen Hüftgelenks, die in etwa 15 bis 25 Jahre betragen kann, ist der feste Kontakt der Prothese im knöchernen Verankerungslager entscheidend.

Die späte Lockerung nach vielen Jahren ist häufig ein Problem des Abriebs: Kleine Abriebpartikel (Polyäthylen, aber auch Metall, Keramik) lösen sich aus der Prothesenpfanne und werden hier von Makrophagen (Fresszellen) in der Gelenkhöhle aufgenommen. Diese Makrophagen wandern in den Spalt zwischen Knochen und Metall (oder Zement) und führen zu einem Auflösen der Knochensubstanz. Der Prozess dauert Jahre, führt aber letztlich dazu, dass sich die Prothese langsam lockert. Der Abrieb kann heutzutage durch die Verwendung verbesserter Materialien deutlich reduziert werden.

Sowohl bei zementfreien wie auch bei zementierten Hüftprothesen treten in etwa gleicher Häufigkeit Lockerungen der Prothese auf.

Auch Fehlbelastungen, Materialermüdung, Werkstoff- oder Fertigungsfehler, Korrosion, Ermüdung oder Erkrankung des Knochengewebes, eine Metallallergie oder Positionierungs-(Achs-)fehler beim Einbau der Prothesen sowie Infektion kommen als Lockerungsursache in Frage.

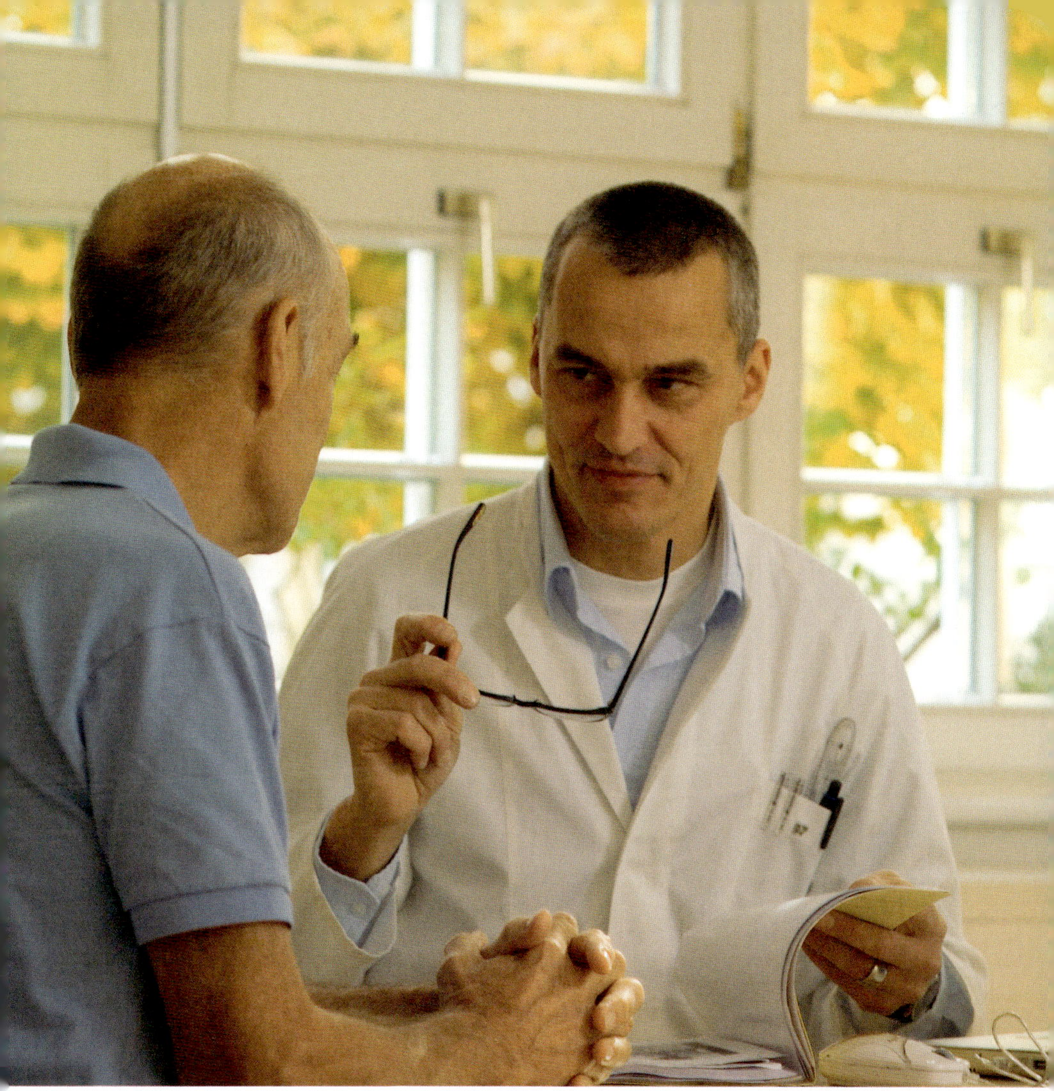

Gut informiert, sicher operiert

Der richtige Zeitpunkt

Der Einbau eines künstlichen Hüftgelenks ist heute eine Routineoperation. Dies darf aber nicht darüber hinwegtäuschen, dass sie auch mit erheblichen Komplikationen verbunden sein kann. Der Zeitpunkt, wann man sich zu einem solchen Eingriff entscheidet, muss daher wohlüberlegt werden und hängt sowohl von der individuellen Risikobereitschaft als auch vom persönlichen Anspruch an die Mobilität ab.

Bevor man eine Operation in Betracht zieht, sollten alle nicht operativen – »konservativen« – Maßnahmen versucht worden sein, wie vor allem folgende:

- Medikamente, insbesondere schmerzstillende und entzündungshemmende Stoffe (z. B. Diclofenac, Ibuprofen),
- physiotherapeutische Maßnahmen wie Bewegungsbäder, Traktionsbehandlungen (Längszug), Dehnungs- und Kräftigungsübungen,
- Spritzen in das Gelenk, z. B. mit kortisonhaltigen Medikamenten,
- Reduktion von Übergewicht,
- Entlastung des Hüftgelenks durch einen Handstock, Gehstütze oder Regenschirm,
- Umstellung der sportlichen Aktivität auf gelenkschonende Sportarten wie Radfahren, Aquatraining oder Schwimmen.

Grundsätzlich sollte der Einsatz eines künstlichen Hüftgelenks erst erwogen werden, wenn die konservativen Maßnahmen keine Linderung mehr schaffen und die Hüftarthrose zu einer deutlichen Einschränkung der persönlichen Lebensqualität führt. Früher galt als Faustregel oft, dass der richtige Zeitpunkt zum Einsatz eines künstlichen Hüftgelenks dann gekommen sei, wenn die Schmerzen auch in Ruhe und nachts auftreten. In der Tat ist zu diesem Zeitpunkt die Zerstörung des Gelenks meistens so weit fortgeschritten, dass konservative Maßnahmen nicht mehr helfen und ein weiteres Zuwarten zu unnötigen Erschwernissen führen würde. Aus heutiger Sicht muss die Festlegung des richtigen Operationszeitpunkts aber auch an die persönliche Beanspruchung angepasst werden.

PROFITIPP

Früher oder später operieren?

Argumente für einen möglichst frühen Operationszeitpunkt

- In jungen Jahren werden die Gelenkfunktion und die Belastbarkeit für berufliche oder sportliche Aktivitäten wiederhergestellt.
- Die Ausbildung von Muskelverkürzungen ist noch nicht so weit fortgeschritten. Damit kann auch das künstliche Gelenk nach der Operation besser bewegt werden.
- Die Operation ist etwas einfacher, da bei einer nicht so weit fortgeschrittenen Erkrankung noch keine schweren Knochenveränderungen eingetreten sind, die die Operation schwieriger machen.
- Der operative Eingriff selbst und auch eventuelle Komplikationen werden mit zunehmendem Alter belastender.

Argumente für einen möglichst späten Operationszeitpunkt

- Je später das erste künstliche Gelenk eingesetzt wird, umso später werden auch Wechseloperationen erforderlich. Die Anzahl der Wechseloperationen bis zum Lebensende wird dadurch reduziert.
- Eine nicht ganz optimale Funktion des künstlichen Gelenks wirkt sich im höheren Lebensalter möglicherweise nicht so gravierend aus, da der Mobilitätsanspruch geringer ist.

Man sollte auch bedenken, dass, egal wie sehr das eigene Hüftgelenk auch verschlissen sein mag, es dennoch meist stärker belastbar ist als ein künstliches Gelenk. Vor Jahrzehnten verrichteten Personen mit einer natürlich eingesteiften Hüfte oft noch schwere körperliche Tätigkeiten als Hafenarbeiter oder Landwirt.

Fitnesstraining

Schon vor einer Operation kann die körperliche Verfassung – gerade auch bei älteren Menschen – durch ein physiotherapeutisches Trainingsprogramm verbessert werden, denn dabei

- werden die verkümmerten Muskeln gekräftigt,
- wird der Umgang mit den Gehstützen gelernt,
- wird die Anwendung der Hilfsmittel geschult,
- wird ein dosiertes, schmerzfreies Fitnesstraining (z. B. im Wasser oder auf einem Ergometer) zur Verbesserung der allgemeinen Leistungsfähigkeit durchgeführt,
- werden die Operationsmethode und die Prinzipien der Nachbehandlung erklärt.

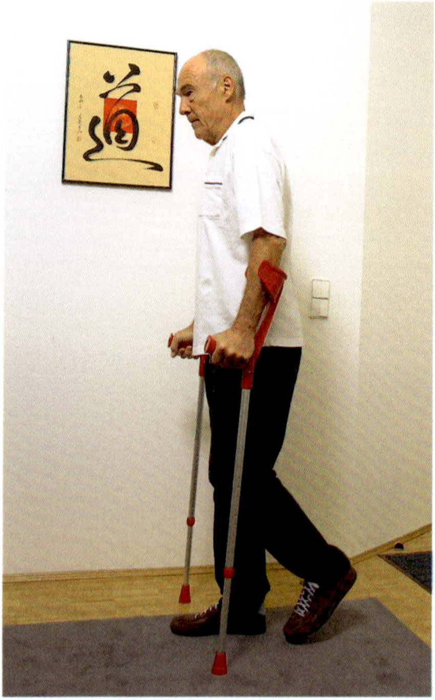

▲ Wichtig ist es, schon vor der Operation das Gehen mit Gehstützen zu trainieren.

Auch die Armkraft sollte trainiert werden, damit nach der Operation das Gehen an Unterarmgehstützen problemlos bewerkstelligt werden kann. Mit einer derartigen Vorbereitung benötigen die Patienten nach der Operation weniger Schmerzmittel, sind früher mobil und können früher entlassen werden.

MERKE

Auf die Gesundheit achten!

Starkes Übergewicht oder Rauchen beeinträchtigt die allgemeine Narkose- und Operationsfähigkeit und steigert das Komplikationsrisiko der Operation. Sowohl Ihr Operateur als auch der Narkosearzt werden vor der Operation nochmals Ihren allgemeinen körperlichen Zustand prüfen.

Medizinische Maßnahmen

Wenn Sie gesund und in einer normalen körperlichen Verfassung sind, brauchen Sie keine besonderen Maßnahmen im Vorfeld zu treffen. Dennoch ist ein Besuch bei Ihrem Hausarzt oder betreuenden Facharzt vor der Operation sinnvoll. Damit können Sie auch der Gefahr begegnen, dass bei Untersuchungen am Tag vor der Operation unbekannte Erkrankungen aufgedeckt werden und die Operation verschoben werden muss. Wenn bedeutende Erkrankungen bereits bekannt sind, ist ein Besuch beim entsprechenden Facharzt vor der Operation unabdingbar. Falls der Operateur es für sinnvoll hält, kann mehrere Wochen vor der Operation eine Eigenblutspende erfolgen. So wird vermieden, dass während der OP Fremdblut verwendet werden muss.

INFO

Blutverdünner absetzen!

Blutverdünnende Medikamente sollten vor der Operation möglichst abgesetzt oder umgestellt werden. Dies gilt in jedem Fall für das hochgradig verdünnende Marcumar. Bei anderen blutverdünnenden Präparaten, wie ASS oder Clopidogrel, muss im Einzelfall entschieden werden, ob ihre Einnahme ohne weitere Gefährdung pausiert werden kann. Stimmen Sie dies mit Ihrem Hausarzt ab.

Fit in den OP

Vorbereitung auf die Klinik und die Zeit danach

Machen Sie sich bereits vor der Operation Gedanken darüber, wie es im Anschluss an den Aufenthalt im Akutkrankenhaus weitergehen soll. In der Regel wird für Patienten mit einem künstlichen Hüftgelenk eine stationäre Heilmaßnahme (»Anschlussheilbehandlung«) durchgeführt. Diese Maßnahme muss beantragt werden, und zwar für berufstätige Patienten beim Rentenversicherungsträger (Sozialversicherungsnummer mitnehmen!), für Rentner bei der Krankenversicherung. In der Regel ist man Ihnen im Krankenhaus bei der Beantragung behilflich. Bitte halten Sie aber alle nötigen Unterlagen bereit, damit die Anträge zügig gestellt werden können. Dies gilt insbesondere, wenn sie einen nahtlosen Übergang vom Krankenhausaufenthalt zur Anschlussheilbehandlung wünschen.

TIPP

Nur das Notwendigste!

Nehmen Sie ins Krankenhaus nur die unbedingt erforderlichen Gegenstände mit. Planen Sie für die Tage nach der Operation eine leichte Bekleidung, die es ermöglicht, ohne große Umstände einen Verbandwechsel durchzuführen und auch Kompressionsverbände oder -strümpfe anzulegen. Bedenken Sie auch, dass ab dem ersten Tag nach der Operation bereits krankengymnastische Übungen durchgeführt werden.

Wenn Sie nach der Akutbehandlung einige Tage nach Hause möchten, muss dies organisiert sein (Wege im Haus, die evtl. mit Gehstützen zu bewältigen sind, Toiletten, Lage des Schlafzimmers usw.). Sprechen Sie im Vorfeld mit Ihrem Operateur, wie lange sie voraussichtlich das Bein teilweise oder vollständig entlasten müssen, und überlegen Sie, ob Sie sich unter diesen Bedingungen in häuslicher Umgebung bewegen können.

Die häusliche Umgebung sollte schon vor der Operation angepasst werden:

- Haltegriffe in Bad und Sanitärbereich (auch Treppengeländer) anbringen,

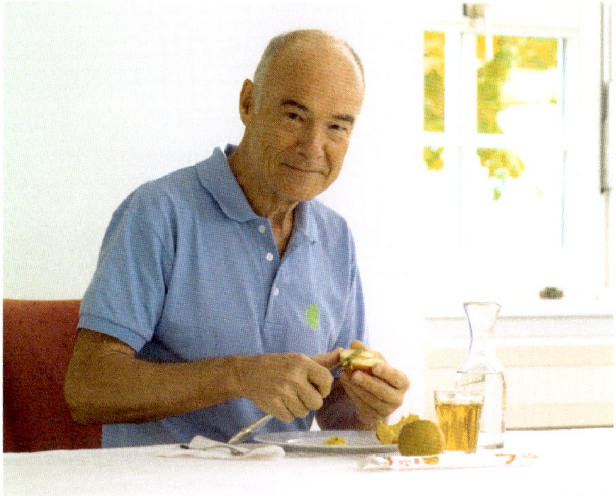

▶ Fertig zubereitete, portionsweise eingefrorene Mahlzeiten sind gerade für die erste Zeit nach der Operation sehr zu empfehlen.

- Hilfsmittel bereitlegen,
- Bett, Toilette und Stühle erhöhen,
- Servierwagen oder Rollator in der Küche bereitstellen,
- Essen vorkochen und portionsweise einfrieren und/oder Fertiggerichte einkaufen,
- Telefonnummer vom Hausarzt und Physiotherapeuten speichern,
- Kältepackungen für die Wunde und Wärmepackungen für die Muskulatur besorgen,
- einen oder mehrere Schirmständer besorgen, um die Gehstützen abstellen zu können,
- Klapphocker in die Dusche stellen,
- Stolperfallen (hochstehende Teppichkanten, Kabel am Boden usw.) beseitigen,
- bei Nachbarn, Verwandten, Therapeuten wegen Unterstützung nach der Operation anfragen.

Der Ablauf der Operation

Der Tag davor

An diesem Tag werden die letzten wesentlichen Operationsvorbereitungen getroffen. Hierzu gehören weitere Untersuchungen, eine Blutentnahme, in der Regel die Anfertigung eines EKG, oft auch eine Röntgenaufnahme der Lunge. Auch das endgültige Aufklärungsgespräch wird geführt, in dem Sie nochmals über die genaue Art der Operation, die Risiken und möglichen Komplikationen aufgeklärt werden. Scheuen Sie sich nicht, in diesem Gespräch alles nachzufragen, was Ihnen nicht eindeutig verständlich ist. Am Ende des Aufklärungsgespräches müssen Sie Ihr Einverständnis zur Operation durch Unterschrift geben.

Mit dem Narkosearzt können Sie über mögliche und geeignete Narkoseverfahren sprechen, das für Sie am besten geeignete Verfahren festlegen und Details zum Ablauf der Narkose erfragen. Bitte denken Sie daran, für diese vorbereitenden Gespräche alle Ihnen vorliegende Unterlagen über Vorerkrankungen, Allergien und Unverträglichkeiten (wichtig: Unverträglichkeit gegen Latex – das OP-Material und Handschuhe bestehen aus Latex!) mitzubringen oder sie zumindest zu erwähnen.

Der Operationstag

Am Morgen des Operationstages erhalten Sie ein leichtes Beruhigungsmittel sowie spezielle leichte Bekleidung, die Sie auf dem Weg in den OP tragen. Der Operationsbereich über dem Hüftgelenk bis in die Leistenregion wird rasiert. Üblicherweise sollen Sie spätestens sechs Stunden vor der Operation keine Speisen oder Getränke mehr zu sich genommen haben.

Der Verlauf der Operation

Die Operation selbst gliedert sich in verschiedene Schritte: Zunächst wird ein Zugang zum Hüftgelenk geschaffen. Hierzu gibt es verschiedene Wege. In letzter Zeit werden häufig extrakleine Schnitte propagiert (»minimal-invasive Chirurgie«). Neben dem günstigeren kosmetischen Ergebnis haben diese kleineren Schnitte den Vorteil einer geringeren Gewebeverletzung. Sie besitzen aber den prinzipiellen Nachteil, dass der Arzt eine schlechtere Übersicht über das Operationsfeld hat und damit die Gefahr einer Fehlpositionierung der Prothesenteile größer ist. Entscheiden Sie sich daher nicht unkritisch für eine solche Technik, sondern besprechen Sie mit ihrem Operateur, welche Vor- und Nachteile sie hat.

Nach Eröffnen der Hüftkapsel wird das Hüftgelenk in der Regel ausgerenkt. Der Oberschenkelkopf wird abgesägt (außer beim Oberflächenersatz). Es wird sodann die natürliche Hüftpfanne zur Aufnahme des künstlichen Pfannenteils aufgefräst und die künstliche Pfanne eingesetzt. Anschließend wird der Oberschenkelschaft präpariert und der Prothesenstiel eingesetzt. Dann folgt die Abstimmung von Gewebespannung und Beinlänge durch Einsetzen verschiedener Laufbuchsen an der Pfanne und verschiedener Prothesenköpfe. Hierbei muss der Operateur eine Position und Gewebespannung finden, die ein freies Bewegen der Prothese in allen Richtungen erlaubt, ohne dass diese herausspringt (»luxiert«). Manchmal ist es notwendig, zum Erreichen dieser Situation eine Verlängerung des Beins um 1–2 cm in Kauf zu nehmen. Die Gelenkstabilität ist immer wichtiger als das Erreichen einer identischen Beinlänge.

Etwas abweichend hiervon ist das Operationsverfahren bei der Hüftkappe (= Oberflächenersatz). Hier wird der Hüftkopf belassen und lediglich abgefräst. Dann wird eine Kappe aufzementiert, die Reste des Hüftkopfes und der Oberschenkelhals bleiben erhalten.

In jüngster Zeit werden Navigationssysteme zur exakten Positionierung der einzelnen Prothesenteile eingeführt. Bei diesen Systemen sind die Instrumente mit kleinen Infrarotsendern versehen, die von einer Kamera geortet werden können. Ein Computer gibt daraufhin dem Arzt Daten über die Position der Prothesenteile an. Das Verfahren führt zu einer größeren Exaktheit und Konstanz beim Setzen der einzelnen Prothesenkomponenten. Ob hieraus eine längere Haltbarkeit oder bessere Funktion der Prothesen resultieren, bleibt abzuwarten.

INFO

Operation per Roboter?

Bisherige Versuche, Prothesen mit einem Roboter einzusetzen, haben sich nicht bewährt. Es kam bei diesem Verfahren häufig zu einer Schädigung der Weichteile! Eine Navigation kann aber sinnvoll sein.

Wenn alle Prothesenteile korrekt sitzen, werden die noch vorhandenen Anteile der Kapsel wieder verschlossen, abgelöste Muskulatur wird wieder angeheftet. Die eröffnete Muskelhülle, das Unterhautfettgewebe und schließlich die Haut werden verschlossen. Meistens wird zum Abfluss des Blutes eine Drainage gelegt.

Ein größerer Eingriff: Die Auswechslung einer Hüftprothese

Die Auswechslung einer Hüftprothese wird erforderlich, wenn sich Pfanne oder Schaft – oder beide – gelockert haben. Ursache einer Prothesenlockerung ist üblicherweise die mechanische Lockerung durch Alterung der Prothese.

Eine Lockerung des Prothesenstieles macht sich in der Regel durch heftige Schmerzen bemerkbar. Die Pfannenlockerung hingegen ist oftmals über große Zeiträume schmerzfrei, dabei kann man auf dem Röntgenbild meist bereits früher Defekte im Knochen beobachten. Eine regelmäßige Kontrolle (bei Prothesen, die länger als zehn Jahre implantiert sind: jährlich) ist daher wichtig.

Der Wechsel der gesamten Prothese ist ein größerer Eingriff als die Erstimplantation. Meist werden für den Wechsel zementfreie Implantate verwendet. Da diese oftmals eine schlechtere Fixierung im Knochen haben, müssen Sie bei einem Prothesenwechsel damit rechnen, dass Sie zur Entlastung mehrere Wochen lang Gehstützen benötigen werden.

Bei einer gelockerten Pfanne muss häufig eine neue, etwas größere Pfanne eingesetzt werden. Bei noch größeren

Knochendefekten hingegen sind oftmals Unterfütterungen oder Stützringe notwendig, um knöcherne Defekte zu überbrücken.

Lockert sich der Prothesenstiel, ist in der Regel ein größerer bzw. längerer Schaft einzusetzen, der sich im noch »unverbrauchten« Anteil des Knochens verankert. Um alle hierbei entstehenden Schwierigkeiten zu meistern, werden häufig zusammensetzbare Prothesen verwendet. Jeder Prothesenwechsel erfordert aber einen längeren Prothesenstiel, der immer weiter in den Oberschenkelknochen reicht.

Insbesondere bei einer Lockerung zementierter Prothesen muss man immer damit rechnen, dass der Knochen aufgemeißelt werden muss, um Zementreste zu entfernen. Aber auch beim Austausch zementfreier Prothesen kann es, gerade bei einem Wechsel, zu Verletzungen oder Brüchen des Knochens kommen. In all diesen Fällen müssen die entstandenen Defekte durch Schrauben, Drahtschlingen oder Ähnliches wieder repariert werden.

Oft ist nach einer solchen Operation eine längere Entlastung oder Teilbelastung über mehrere Wochen notwendig.

TIPP

Rechtzeitig austauschen!

Wenn keine anderen allgemeinen körperlichen Gründe dagegen sprechen, sollte mit einem Prothesenaustausch nie zu lange gewartet werden, da der Eingriff mit zunehmender Lockerung ungleich schwieriger und für den Patienten belastender wird.

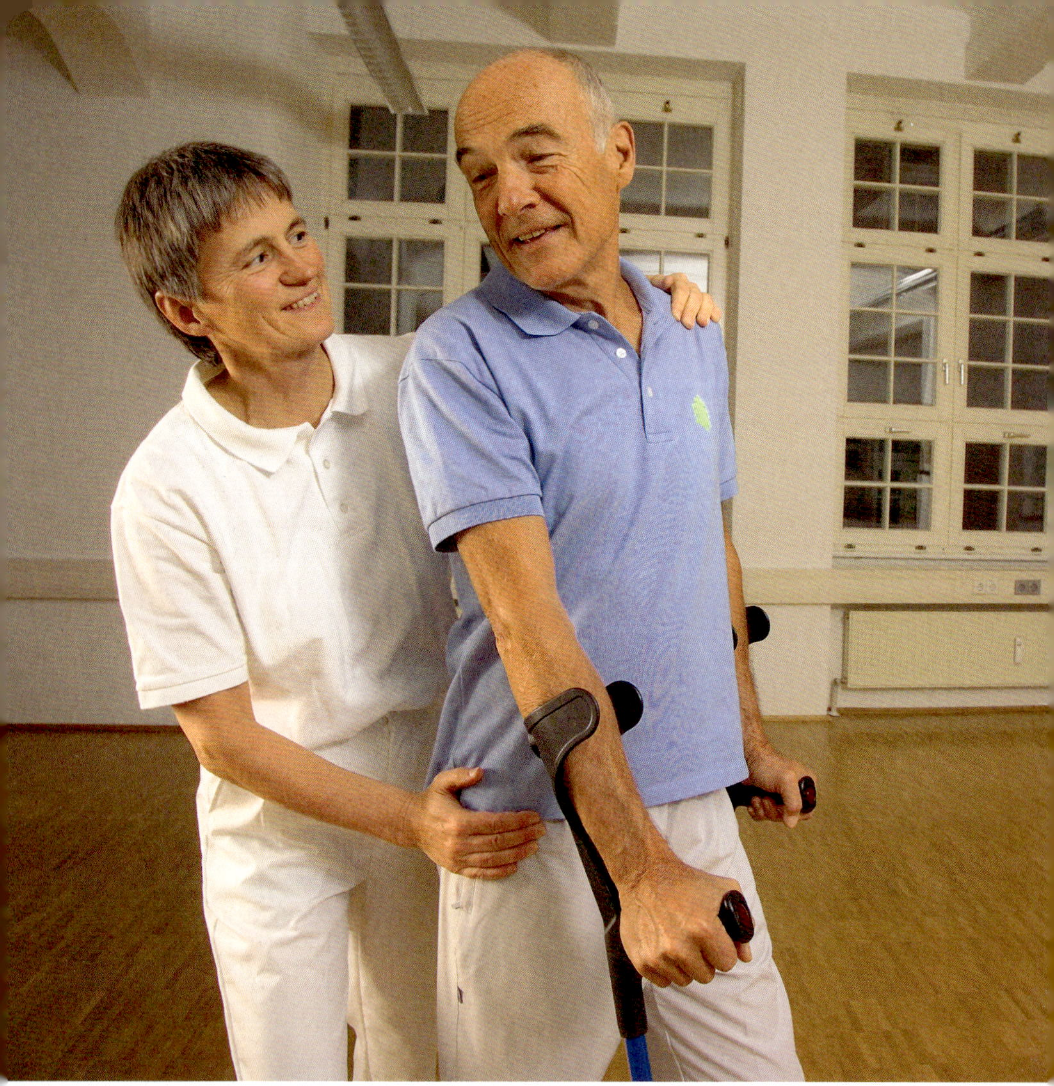

Nach der Operation: Die ersten Schritte

Die erste Woche danach

In der ersten Woche nach der Operation richtet sich das Hauptaugenmerk auf die Bekämpfung von Schmerz- und Schwellungszuständen, die rasche Mobilisierung sowie das Erkennen und Beherrschen von Frühkomplikationen.

Naturgemäß werden Sie nach der Operation einen Wundschmerz verspüren. In Abhängigkeit von der Ausgangssituation können darüber hinaus Spannungsschmerzen an Weichteilen (insbesondere nach Beinverlängerungen) und Knochen (insbesondere bei zementfreien Prothesen) hinzukommen. Ihr Operateur und Ihr Anästhesist stellen hierzu einen Behandlungsplan mit hochwirksamen Schmerzmitteln auf, der in der Regel aus einer Grundmedikation und zusätzlichen Bedarfsdosen besteht. Bitte zeigen Sie in den ersten Tagen keinen unnötigen Ehrgeiz und melden Sie sich bald, wenn Sie Schmerzen haben. Eine ausreichende Schmerzbekämpfung ist für die schnelle Mobilisierung wichtig.

Das Team der Krankenpfleger und Physiotherapeuten wird versuchen, Sie bereits am Operationstag oder am Tag danach »auf die Beine zu stellen«. Diese Maßnahme dient der Vermeidung von Thrombosen, die sich bei zu langer Inaktivität und Bettruhe nach Hüftoperationen besonders leicht ausbilden. Sie selbst können bei der Thromboseverhütung mithelfen, indem Sie möglichst oft Ihre Wadenmuskulatur und Oberschenkelmuskulatur anspannen und im Bett den Fuß im Sprunggelenk bewegen. Es liegt nahe, dass Sie zur Optimierung der Wundheilung das Rauchen unterlassen sollten. Wichtig ist auch eine ausreichende Flüssigkeitszufuhr in der ersten Zeit nach der Operation.

Zur Vermeidung einer übermäßigen Schwellung wird in der Regel ein Kompressionsverband über das operierte Hüftgelenk angelegt. Darüber hinaus reicht man Ihnen Eispackungen oder -würfel: Legen Sie diese niemals direkt auf die Haut, sondern zum Schutz vor Kälteschäden immer ein Tuch oder einen Beutel dazwischen. Das Eis muss »angenehm« kühlen!

Ein wichtiges Augenmerk gilt in den ersten fünf Tagen nach der Operation dem Infektionsrisiko: Hierzu führt der Arzt Verbandwechsel durch und kontrolliert die Laborwerte. Melden Sie sich sofort, wenn Sie ungewöhnliche Temperaturerhöhungen oder Schüttelfrost verspüren. Temperaturen bis 38,5 °C sind allerdings nach einer derartigen Operation nichts Ungewöhnliches.

Baldmöglichst nach der Operation wird eine Physiotherapie – möglicherweise zunächst im Bett – beginnen. Erschrecken Sie nicht, wenn Ihr Kreislauf nach dem ersten Aufstehen »in die Knie« geht: Dies tritt auch bei ansonsten gesunden Patienten nach einer derartigen Operation häufig auf. Wenn das Problem durch einfache Maßnahmen wie kreislaufstabilisierende Medikamente und Flüssigkeitszufuhr nicht zu beheben ist, müssen unter Umständen Blutwerte kontrolliert und Blut zugeführt werden.

Informieren Sie sich bei Ihrem Physiotherapeuten über erlaubte und unerlaubte Bewegungen. Achten Sie insbesondere darauf, dass in den ersten sechs Wochen bestimmte Bewegungen der Hüfte verboten sind (s. S. 42–44). Denken Sie hieran insbesondere bei der ersten Benutzung der Toilette. Wenn nach den ersten Tagen die Schmerzen zurückgehen und Sie zunehmend Sicherheit gewinnen, dürfen Sie auch alleine »Ausflüge« im Zimmer, auf Stationsebene oder später im Krankenhaus unternehmen. Man wird nach einiger Zeit das Treppensteigen mit Ihnen üben. Dann beginnt bereits die Phase, in der Pläne über die Entlassung nach Hause oder die Verlegung in ein Rehazentrum geschmiedet werden können. Jetzt ist auch der richtige Zeitpunkt, um nochmals zu überdenken, ob eine direkte Verlegung in ein Rehazentrum oder eine kurze Zeit zu Hause die bessere Lösung wären.

TIPP

Wichtige Post

Informationen über die Rehabilitationsmaßnahme werden häufig an Ihre Heimatadresse geschickt. Denken Sie daher daran, den Briefkasten zu Hause leeren zu lassen.

Mögliche Komplikationen

Im Allgemeinen ist die Komplikationsrate nach dem Einsetzen eines künstlichen Hüftgelenks heute gering, da sowohl der Verfahrensablauf als auch die Routine der Operateure ein hohes Niveau erreicht haben. Dennoch kann der Eingriff nicht als »Kleinigkeit« abgetan werden. Eine niedrige Komplikationsrate darf außerdem nicht darüber hinwegtäuschen, dass eine Komplikation für das Schicksal des Einzelnen ganz erhebliche Konsequenzen hat: Wer von einer noch so seltenen Komplikation betroffen ist, den trifft es immer zu 100 Prozent! Als Patient muss man sich daher im vollen Umfange darüber im Klaren sein, dass durch die Operation im ungünstigen Falle Folgen entstehen können, die die Lebensqualität erheblich beeinträchtigen.

MERKE

Risiken nicht unterschätzen

Die Beschwerden und Einschränkungen der Lebensqualität, die für den Entschluss zur Operation ausschlaggebend sind, müssen in jedem Fall so erheblich sein, dass sie für den Einzelnen die Inkaufnahme eines Komplikationsrisikos rechtfertigen.

Protheseninfektion

Die Protheseninfektion stellt eine der gefährlichsten Komplikationen dar: Wenn es Keimen gelingt, bis zur Oberfläche der Prothese vorzudringen, können sie sich dort insbesondere am Metall »einnisten«. Die Prothese wirkt wie ein riesiger Fremdkörper, der die Vermehrung der Bakterien und damit die Infektion selbst unterhält. Der Prozess wird nicht zum Stillstand kommen, ehe der Fremdkörper, also alle Protheseteile, entfernt worden ist. Ist eine

Infektion erst einmal bis zur Prothese vorgedrungen, muss diese in der Regel komplett ausgebaut werden. Erst dann kann mithilfe von Antibiotika versucht werden, die Infektion im noch vorhandenen lebenden Gewebe (Knochen, Weichteile) zu beherrschen. Ist dies sicher gelungen (oft nach mehreren Monaten Behandlung), kann der Versuch einer erneuten Prothesenimplantation unternommen werden. Häufig wird als Zwischenlösung ein Platzhalter (»Spacer«) anstelle der infizierten Prothese eingesetzt, der meist aus Knochenzement besteht und mit zusätzlichem Antibiotikum versetzt ist. Das Wiedereinsetzen einer Prothese nach einem Infekt ist mit einer Wechseloperation zu vergleichen, wobei zusätzlich immer die Gefahr eines Wiederaufflackerns des Infektes besteht.

Wenn wenige Tage nach der Prothesenimplantation Zeichen einer Infektion auftreten, muss rasch und entschlossen gehandelt werden: In diesen Fällen kann häufig durch eine sofortige Nachoperation mit gründlicher Säuberung des gesamten Operationsgebietes und durch Austausch besonders infektanfälliger Prothesenteile der Prozess noch gestoppt werden. Hat die Infektion sich erst einmal ausgebreitet, hilft in aller Regel nur noch die Entfernung der Prothese.

TIPP

Beim Arzt auf die Prothese hinweisen

Es ist wichtig, dass Sie im Falle eines eitrigen Infektes (Bronchitis, Nasennebenhöhlenentzündung, Zahnabszess) Ihren Arzt darauf hinweisen, dass Sie Prothesenträger sind. In solchen Fällen wird man wesentlich früher oder sogar vorbeugend Antibiotikum einsetzen.

Thrombose

Die Thrombose ist ein Blutgerinnsel, das sich in den tiefen Venen durch eine Verlangsamung des Blutstromes bildet. Neben den akuten Problemen wie Schmerzen, Schwellung des Beins und Zerstörung des Venenklappensystems liegt die Gefahr in dem Abreißen von Blutgerinnseln und deren Verschleppung in die Lunge. Dies kann eine Lungenembolie auslösen, einen lebensbedrohlichen Schockzustand. Da die Thrombose eine typische Komplikation (nicht nur) nach Einsatz eines künstlichen Hüftgelenks ist, wird ihrer Vermeidung besondere Beachtung geschenkt.

Thrombosen vermeiden

In der Regel werden nach dem Einsetzen eines künstlichen Hüftgelenks mehrere Maßnahmen routinemäßig zur Vermeidung von Thrombosen ergriffen:

- Das rasche »auf die Beine kommen« – am besten mit mindestens teilweiser Belastung der operierten Extremität – ist der beste Schutz gegen die Ausbildung einer Thrombose. Hierdurch wird nicht nur der Kreislauf in Schwung gebracht, sondern vor allem auch die wichtige Muskel-

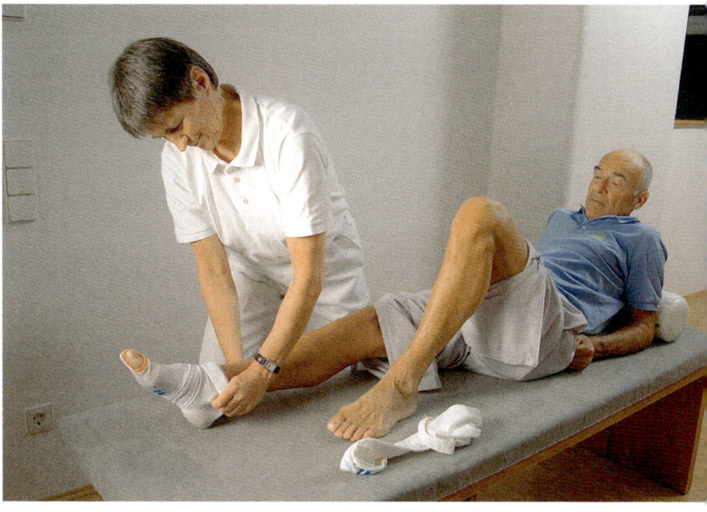

▶ Thrombosestrümpfe dürfen keine Einschnürungen verursachen.

pumpe der Beine wieder aktiviert, die einen Rückfluss des Blutes aus den Venen der unteren Extremität bewirkt.
- Meist einmal täglich wird Ihnen eine Spritze oder eine Tablette gegen Thrombose verabreicht. Wenn Sie bereits vor der Operation blutverdünnende Medikamente eingenommen haben, muss diese Therapie entsprechend angepasst werden.
- Thrombosestrümpfe müssen gut angepasst sein und dürfen keine Einschnürungen verursachen.
- Bettgymnastik: Durch häufiges Anspannen der Waden und Oberschenkelmuskulatur – insbesondere, wenn Sie im Bett liegen – können Sie selbst einen erheblichen Beitrag zur Thrombosevorbeugung leisten.

Sobald Sie selbst Zeichen einer Thrombose bemerken (Verhärtung der Wadenmuskulatur, ungewöhnliches Anschwellen eines Beins, Schmerzen im Verlauf der Venen, also an der Hinter- oder Innenseite des Beins) melden Sie dies unverzüglich dem Pflege- oder Ärzteteam. Eine Thrombose kann durch eine spezielle Ultraschalluntersuchung festgestellt bzw. ausgeschlossen werden.

Luxation

Das Herausspringen einer Prothese ist vor allem in den ersten sechs Wochen eine verhältnismäßig häufige Komplikation. Sie wird begünstigt durch das vollständige oder teilweise Entfernen der Hüftgelenkkapsel sowie durch den verhältnismäßig kleinen Prothesenkopf. Hinzu kommen oft weitere Faktoren wie

- häufige Voroperationen,
- Ausführen falscher Bewegungen in den ersten Wochen nach der Operation,
- ungünstige Positionierung der Prothesenteile, insbesondere verminderte Neigung oder Kippung der Hüftpfanne,
- eine schwache Hüftmuskulatur.

Beachten Sie zur Vermeidung von Luxationen des künstlichen Gelenks unbedingt die Anweisungen Ihres Arztes und Ihres Physiotherapeuten!

Eine Luxation muss wieder eingerenkt werden – oft in Narkose. Es ist sinnvoll, nach der Luxation für zwei bis drei Monate eine Antiluxationsbandage (s. S. 63) zu tragen, die gefährliche Bewegungen verhindert. Durch eine Neubildung von Kapsel und Narbengewebe kann eine weitere Stabilisierung während der nächsten zwei bis drei Monate erwartet werden. Treten Luxationen erstmalig nach Jahren oder mehr als dreimal in der postoperativen Phase auf, muss in der Regel eine Nachoperation erfolgen.

Knochenbrüche

Relativ häufig kommt es während des Einsetzens der Prothese zu Knochenrissen (»Fissuren«), insbesondere bei zementfreien Prothesen. Hier müssen häufig keine zusätzlichen Maßnahmen erfolgen. Der Patient darf aber bis zur Ausheilung des Risses (in der Regel sechs Wochen) das Bein nicht belasten. Gleiches gilt für einen Bruch des großen Rollhügels im Rahmen des operativen Eingriffs.

Eine andere Situation ist der durch Unfall oder Sturz entstandene Knochenbruch im Bereich der Prothese oder am Prothesenende. Dies sind schwere Verletzungen, die in der Regel immer einer Operation bedürfen. Fast immer sind längere Entlastungszeiten (sechs Wochen bis drei Monate) erforderlich.

Eine besondere Komplikation stellt der Oberschenkelhalsbruch nach Oberflächenersatz dar: Er tritt in der Regel innerhalb der ersten drei Monate auf. Es muss dann ein normaler Prothesenstiel eingesetzt werden. In der Regel kann die Pfanne erhalten werden und mit einem großen Prothesenkopf an den Standardstiel angekoppelt werden.

Mögliche Komplikationen

Nervenschäden

Die Beschädigung von Nerven ist eine gelegentlich auftretende Komplikation. In der Regel werden die Nerven nicht durchtrennt, sondern beim Einsetzen von Haken oder Weghalten der Knochen gedehnt oder gequetscht. Es resultieren Lähmungen des Ischiasnervs (Ausfall der Fußhebung, Taubheit im Fußrücken- oder Fußsohlenbereich) oder des Femoralisnervs (Schwäche oder Ausfall der Kniestreckung). Besonders die Schwächung der Kniestreckung muss beachtet werden, da die Patienten sich bei gestrecktem Kniegelenk in Sicherheit wähnen, bei geringer Beugung aber durch Kraftverlust hinfallen. Hierdurch können schwerwiegende Verletzungen entstehen.

In den meisten Fällen sind die Nervenschäden nur von vorübergehender Dauer und die Funktion der gelähmten Muskulatur kehrt zurück. Eine regelmäßige neurologische Kontrolle ist erforderlich.

Beinlängendifferenzen

Unterschiedliche Beinlängen sind nach dem Einsetzen eines künstlichen Hüftgelenks häufig. Dabei ist zu beachten, dass oftmals bereits vor der Operation die Beine unterschiedlich lang gewesen sind. In der Regel werden heute Hüftprothesen mit Steckköpfen verwendet, sodass der Operateur die Beinlänge durch unterschiedlich lange Köpfe »einjustieren« kann. Dennoch treten häufig Differenzen auf.

Ursachen hierfür können sein:

- Präoperative Fehlbildungen: Ein zu flacher Schenkelhalswinkel führt nach Einsetzen einer Prothese mit »normalem« Winkel zu einer Verlängerung des betroffenen Beins. Die Differenz gleicht sich bei Operation der (häufig ebenfalls betroffenen) Gegenseite wieder aus.
- Stabilitätserfordernisse: Vorrangiges Ziel für den Operateur ist das Errei-

chen einer stabilen Hüfte. Zur Vermeidung einer Luxation muss eine ausreichende Muskelspannung hergestellt werden, was bisweilen nur unter Verlängerung des Beins gelingt.

- Anatomische Besonderheiten an Becken oder Oberschenkel: Manchmal erzwingt die Positionierung der Pfanne oder Prothese eine Verlängerung oder Verkürzung des betroffenen Beins. In der Regel wird auch während der Operation geprüft, ob die Beinlänge identisch und ob die Hüfte ausreichend stabil ist. Wenn eine ausreichende Stabilität aber nur durch Verlängerung erreichbar ist, so wird dies in Kauf genommen.

An vielen Kliniken werden heute bereits Prothesen mit unterschiedlichen Schenkelhalswinkeln oder modularen Hälsen verwendet, die eine Erhöhung der Spannung ohne Verlängerung ermöglichen. In der Regel ist eine Beinverlängerung bis 2 cm aber unerheblich und kann durch eine Erhöhung der Schuhsohle auf den Gegenseite ausgeglichen werden. Eine Schuherhöhung empfiehlt sich, wenn der Unterschied mehr als 0,5 cm beträgt, weil man eine Mehrbelastung der künstlichen Hüfte und eine Schiefstellung der Wirbelsäule vermeiden möchte. Die Erhöhung tritt, wenn sie vom orthopädischen Schuhmacher in gleicher Farbe zwischen die Sohlen geklebt wurde, überhaupt nicht in Erscheinung. Es muss aber darauf geachtet werden, dass die Sohlenunterfläche nicht unterschiedlich ist – wegen der Rutschfestigkeit.

Vorbeugen ist besser als Heulen

Sechs Richtlinien für die erste Zeit

Schnell kann nach der Operation eine Komplikation eintreten: Innerhalb einer Sekunde rutscht der Kopf der Prothese aus der Pfanne heraus. »Ach, hätte ich doch bloß nicht …«, klagen dann die Betroffenen. Bis sich eine stabile Hüftgelenkskapsel gebildet hat und die Prothese fest eingewachsen ist (etwa sechs bis zwölf Wochen), müssen daher bestimmte Verhaltensregeln beachtet werden, die Sie vom Operateur als Richtlinie für die weiteren Wochen nach der OP erhalten:

Richtlinie 1: Nicht zu stark beugen

In den ersten 2–3 Monaten nach einer Hüftoperation darf beim seitlichen und hinteren Zugang die Hüfte nur bis zum rechten Winkel (90° Beugung) zwischen Oberkörper und Oberschenkel gebeugt werden. Dies gilt für alle Positionen, also im Stehen, Sitzen wie auch in Rückenlage. Beim vorderen Zugang ist die Beugung erlaubt, nicht aber die Überstreckung.

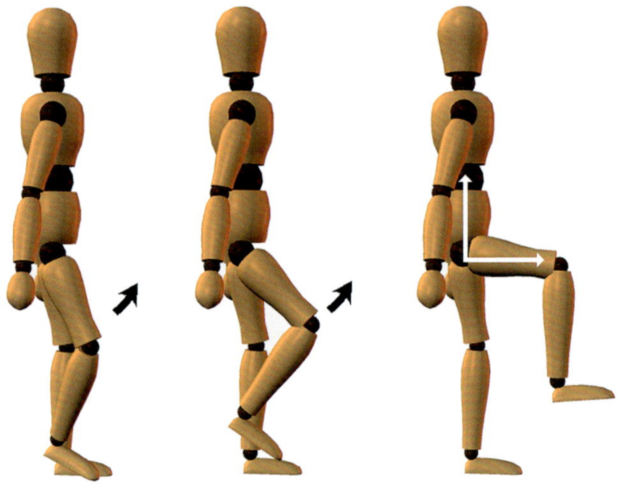

▶ Erste Regel: Nur bis zu 90° beugen

Richtlinie 2: Abspreizen des Beins ist sicher

Nach außen darf das Bein abgespreizt werden, nach innen darf es jedoch nur bis maximal zur Mittellinie des Körpers geführt werden. Es muss immer ein Abstand zum anderen Bein vorhanden sein. Folgender Leitsatz kann Ihnen helfen: Gehen und stehen Sie breitbeinig wie ein Westernheld.

▶ Zweite Regel: Das Bein leicht nach außen abspreizen

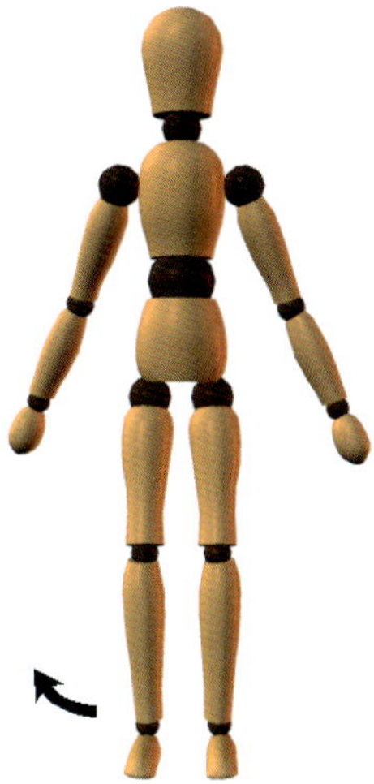

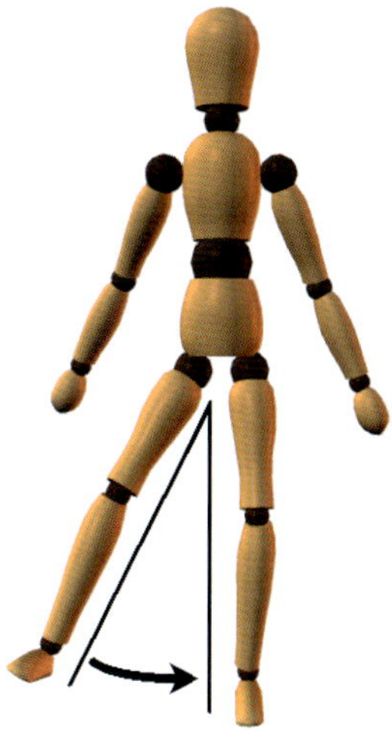

Richtlinie 3: Kein Anspreizen des Beins

Wird das Bein über die Mittellinie des Körpers zur anderen Seite geführt, wie z.B. beim Übereinanderschlagen der Beine, kann dadurch der Hüftkopf aus der Pfanne gehebelt werden. Die Bewegung in diese Richtung muss in der ersten Zeit unbedingt vermieden werden! Sie ist frühestens nach zwölf Wochen erlaubt. Dies sollte man bei allen Operationsmethoden beachten.

▶ Dritte Regel: Anfangs nie die Beine übereinanderschlagen

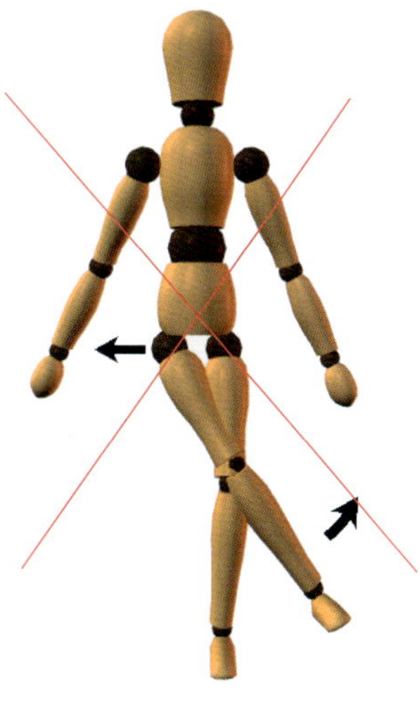

Vorbeugen ist besser als Heulen

Richtlinie 4: Keine Drehbewegungen des Beins

In den ersten 6–12 Wochen nach der Operation sind starke Rotationen des Beins zu vermeiden. Dies bedeutet, dass auch der Richtungswechsel während des Gehens nur mit kleinen Schritten erfolgen darf. Je nach Operationsmethode wird mitunter die Innen- oder Außenrotation erlaubt.

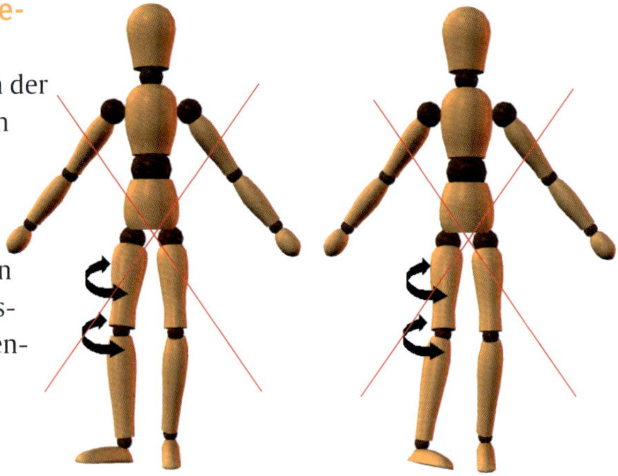

▶ Vierte Regel:
Keine starken Rotationen

Richtlinie 5: Kein Anheben des gestreckten Beins

In Rückenlage treten beim Anheben des gestreckten Beins große Kräfte auf das Hüftgelenk auf, weil das Bein als langer Hebel wirkt (L 2). Durch Anwinkeln des Beins im Kniegelenk wird der Hebelarm verkürzt (L 1). Dadurch nimmt die Belastung auf das Hüftgelenk ab. Daher anfangs nur das angewinkelte Bein anheben!

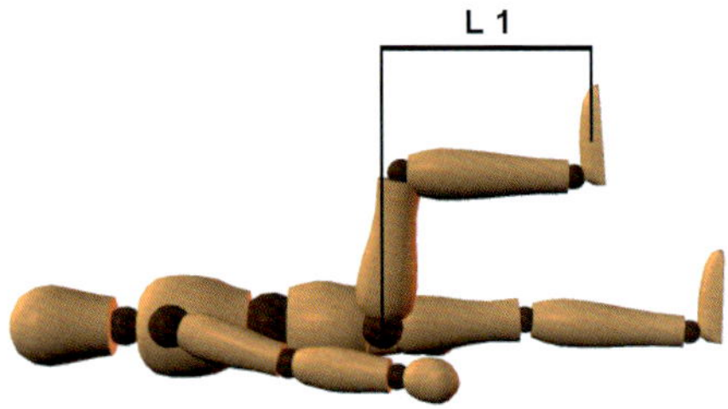

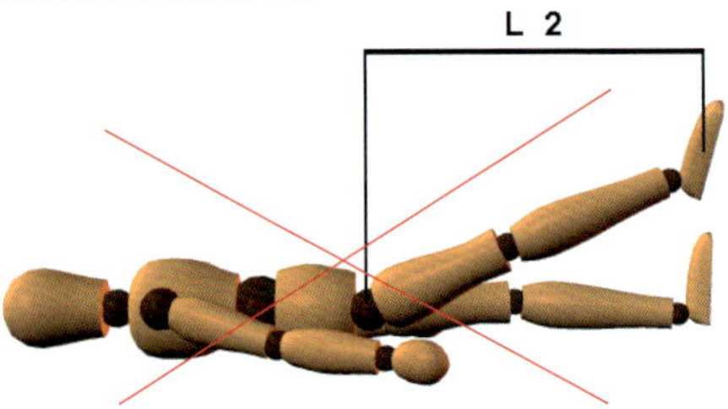

▲ Fünfte Regel:
Beim Anheben das Bein anwinkeln

Richtlinie 6: Dosierte Belastung des operierten Beins

Das operierte Bein darf vor allem in den ersten Wochen nicht überlastet werden. Im Stehen auf beiden Beinen beträgt die Belastung des Hüftgelenks nicht genau 50 Prozent des Körpergewichts, sondern, durch die Anspannung der Beckenmuskulatur bedingt, etwa 60 Prozent. Im Einbeinstand ist die Belastung jedoch viel höher (s. Tabelle auf S. 46).

Was Sie dürfen – und was nicht

In diesem Kapitel stellen wir Ihnen Verhaltensweisen vor, die zur Vermeidung einer Luxation oder einer zu starken Belastung so lange eingehalten werden sollen, wie es im Text vorgeschlagen wird. Im Einzelfall kann der Operateur – je nach Operationsmethode – bestimmte Bewegungen schon früher erlauben.

MERKE

Zwei wichtige Grundsätze

Für die erste Zeit nach der Operation ist es hilfreich, wenn Sie bei Ihren Bewegungen folgende zwei Grundsätze beachten:

- »Stehen, Gehen, Sitzen oder Liegen – breitbeinig wie John Wayne im Wilden Westen!«
- »Füße immer parallel halten, wie beim Skifahren!«

Sitzen

Damit die Hüfte beim seitlichen oder hinteren Operationszugang nicht zu stark gebeugt wird, muss eine Sitzgelegenheit in den ersten sechs Wochen nach der Operation ausreichend hoch und nicht zu weich sein.

Beim Hinsetzen gehen Sie rückwärts an den Stuhl, bis die Stuhlkante zu spüren ist. Beim Setzen können Sie sich auf der Armlehne abstützen und dabei das operierte Bein im Knie leicht gestreckt halten. Eine niedrige Sitzfläche kann durch Auflegen eines widerstandsfähigen Kissens angepasst werden.

Welche Kräfte auf die Hüftprothese wirken

Die in der Tabelle angegebenen Werte sind von der Zeitdauer nach der Operation, von der Koordination und vom Gangbild abhängig. Beim freien Gehen (= Vollbelastung) bei 4 km/h wirkt beispielsweise das dreifache Körpergewicht (300 %) auf die Hüfte. Je nach Patient können diese Werte stark variieren. Auch steigen bei zunehmendem Abstand von der Operation die auf das Hüftgelenk wirkenden Kräfte bei den verschiedenen Tätigkeiten deutlich an, weil die Muskeln intensiver eingesetzt werden. So sind die Hüftgelenkskräfte beim Gehen oder Sich-Erheben von einem Stuhl ein Jahr nach der Operation um 60% größer als sechs Monate zuvor.

Tabelle 1: Kompressionskräfte auf eine implantierte Hüfttotalendoprothese, die mit einem Sender in der Prothese gemessen wurden (Prof. Bergmann, Berlin). Die Werte sind in Bezug auf das Körpergewicht (= 100 %) angegeben

Tätigkeit	Am Hüftgelenk einwirkende Kräfte (Körpergewicht = 100 %)
Rückenlage	
Das Bein wird bei den Übungen unterstützt	30 %–50 %
Anheben des gestreckten Beins	160 %
Anheben des gestreckten, gegenüberliegenden Beins	140 %–190 %
Hochheben des Beckens aus Rückenlage	200 %–300 %
Absenken des gestreckten Beins gegen Widerstand	250 %
Ab- oder Anspreizung des gestreckten Beins gegen Widerstand	150 %
Außenrotation des Beins gegen Widerstand	100 %

Tätigkeit	Am Hüftgelenk einwirkende Kräfte (Körpergewicht = 100 %)
Innenrotation des Beins gegen Widerstand	190 %
Sitzen	
Normales Sitzen	30 %
Aufstehen vom Stuhl mithilfe der Arme	110 %
Aufstehen vom Stuhl ohne Hilfe der Arme	220 %
Ergometerfahren 40 Watt, 60 U/min	50 %
Ergometerfahren 40 Watt, 100 U/min	100 %
Auf- und Absteigen vom Ergometer	bis zu 280 %
Stehen	
Beidbeiniges Stehen	60 %–80 %
Beidbeiniges Stehen, Neigen des Oberkörpers nach vorn	230 %
Einbeinstand	315 %
Gehen	
Gehen mit zwei Gehstützen (Geschwindigkeit 1 km/h)	bis zu 180 %
Gehen mit Geschwindigkeit von 1 km/h	etwa 280 %
Gehen mit einer Gehstütze	Reduktion der Belastung um 25 %
Barfußgehen mit Geschwindigkeit von 3 km/h	etwa 290 %
Gehen mit Geschwindigkeit von 4 km/h	300– 350 %
Gehen mit Geschwindigkeit von 5 km/h	370–480 %
Jogging oder schnelles Gehen	etwa 550 %
Treppaufgehen	wie beim Gehen bei 4 km/h plus 10 %
Treppabgehen	wie beim Gehen bei 4 km/h plus 20 %
Radfahren (100 Watt)	60 %
Stolpern	720 %

Vorbeugen ist besser als Heulen

TIPP

Körpergröße und Sitzhöhe

Als Regel gilt, dass alle Personen mit einer Körpergröße über 170 cm nicht tiefer als 50 cm sitzen sollten, sofern sie keinen Operationszugang von vorne hatten.

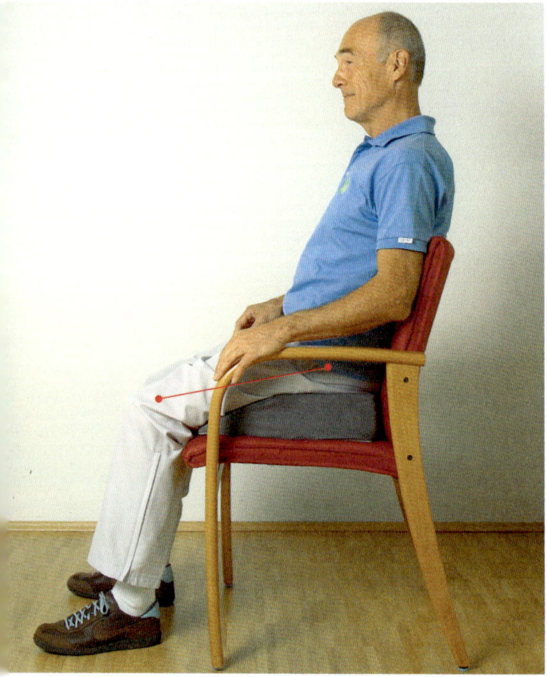

▲ Faustregel: Die Hüfte soll höher sitzen als das Knie.

Beim Aufstehen nicht zu weit den Oberkörper nach vorn beugen! Besser ist es, erst nach vorn auf die Stuhlkante zu rutschen und dann aufzustehen. Stabile Armlehnen sind sehr günstig als Hilfe beim Aufstehen und Hinsetzen.

Liegen

In den ersten sechs Wochen ist es zur Vermeidung einer Luxation der Hüftprothese notwendig, nur auf dem Rücken zu liegen. Das Liegen auf der Seite wird meist erst nach sechs Wochen erlaubt.

Wenn die Seitenlage vom Arzt ausnahmsweise vorher genehmigt wurde, sollte möglichst nur auf der operierten Seite gelegen werden. In Seitenlage muss dann das nicht operierte Bein mit einer zusammengerollten Bettdecke oder einem Schaumstoffrechteck komplett unterlagert werden, damit es nicht über die Mittellinie fällt. Ein kleines Kissen nur unter dem Knie reicht nicht, denn es würde hierbei eine Rotation der Hüfte eintreten.

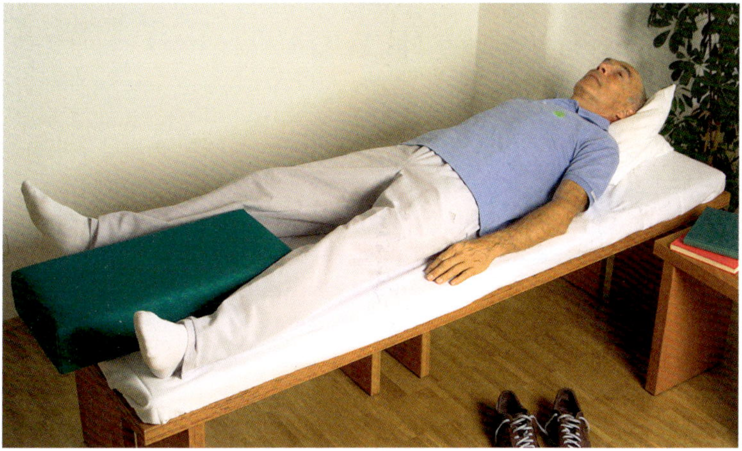

▲ Ein Kissen kann für den nötigen Abstand zwischen den Beinen sorgen, damit sie immer leicht gespreizt bleiben.

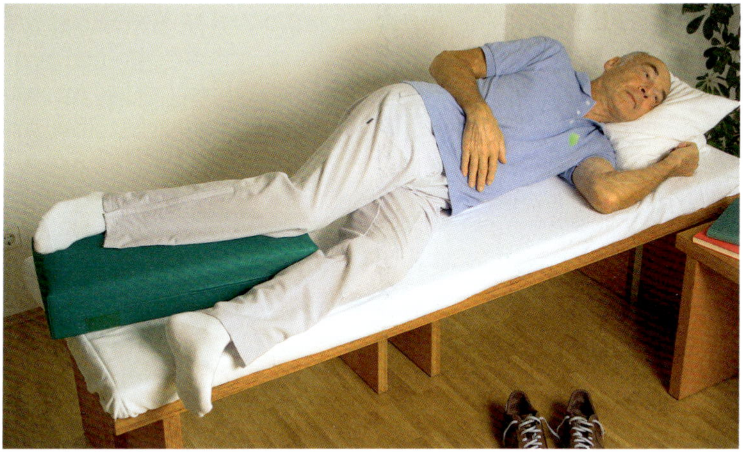

▲ Das nicht operierte Bein muss komplett auf dem Kissen ruhen.

Vorbeugen ist besser als Heulen

Ein- und Aussteigen

Ob Sie ins Bett gehen oder im Auto mitfahren möchten – das richtige Ein- und Aussteigen will geübt sein. Zunächst gehen Sie mithilfe der Gehstützen rückwärts an das Bett bzw. an das Auto. Das Bett oder der Autositz sollten hoch genug sein (evtl. eine Erhöhung montieren bzw. ein Kissen auflegen!). Vorteilhaft ist es, den operierten Oberschenkel mit den Händen anzuheben, um die Hüfte zu entlasten. Dabei darf der Oberkörper nicht zu weit nach vorn geneigt werden. Beim Ein- oder Aussteigen sind die Beine immer leicht abgespreizt zu halten. Mitunter erleichtert eine Plastiktüte auf dem Autositz das Rutschen beim Ein- und Aussteigen. Diese Tüte muss aber während der Fahrt entfernt werden, da sonst bei einem Unfall der Körper nicht durch die Gurte fixiert wird.

Ob nur von einer bestimmten Seite ins Bett eingestiegen werden darf, entscheidet der Operateur. Im Allgemeinen ist zwei Wochen nach der Operation diese Frage nicht mehr von großer Bedeutung.

Autofahren

Das Lenken eines Fahrzeugs ist mit hohen Anforderungen an Reaktionsschnelligkeit, Koordination und Muskelkraft verbunden. Es darf daher erst erfolgen, wenn der operierte Patient sicher und frei ohne Gehstützen gehen kann. Ausnahme: Besitzen Sie ein Automatik-Fahrzeug, sind am linken Bein operiert und Ihr rechtes ist voll funktionsfähig, spricht nichts gegen das Autofahren. Im Gespräch mit dem Arzt wird entschieden, wie lange Sie auf das Autofahren verzichten müssen. Mit ungefähr zwei Monaten sollten Sie rechnen. Juristisch gesehen gilt: Man darf nur am Verkehr teilnehmen, wenn man sich trotz körperlicher (und geistiger) Beeinträchtigung sicher im Verkehr bewegen kann.

Duschen oder Baden

Die Narbe darf mit Wasser in Berührung kommen, wenn die Fäden entfernt wurden. Vorteilhaft ist in den ersten sechs Wochen das Duschen (am günstigsten mit einem klappbaren Duschhocker), weil das Ein- oder Aussteigen aus der Badewanne mit dem Risiko einer Hüftgelenkluxation einhergeht.

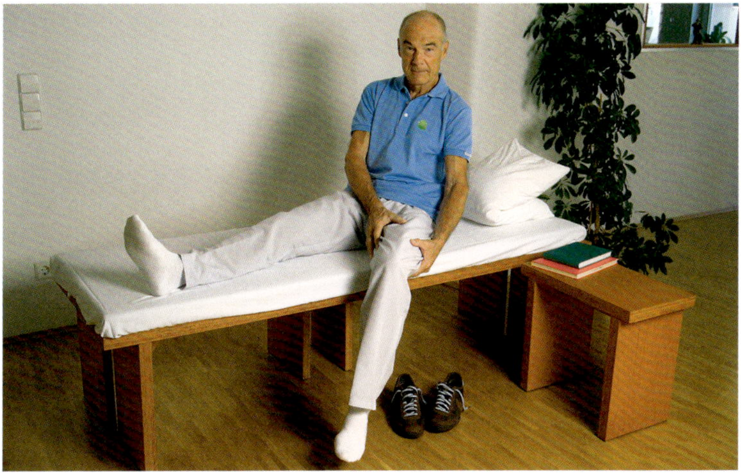

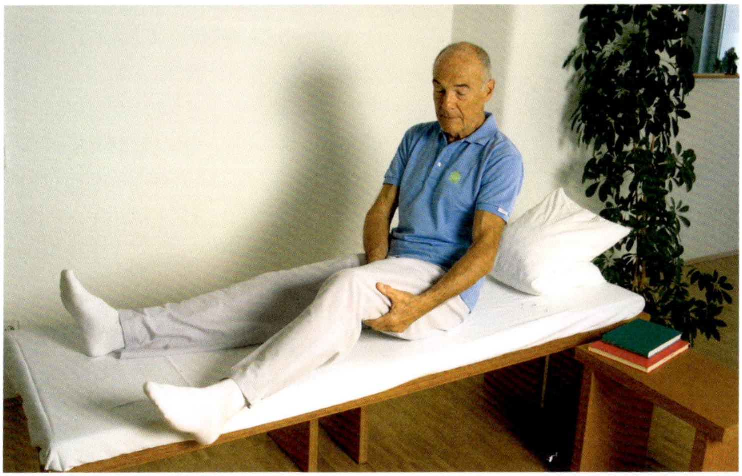

▲ Den operierten Oberschenkel zur Unterstützung mit den Händen anheben; dabei den Oberkörper nicht zu weit nach vorn neigen.

Vorbeugen ist besser als Heulen

Sechs Wochen »Safer Sex«

Auch für die schönste Sache der Welt gelten sechs Wochen lang die zuvor angegebenen Verhaltensweisen. Die Rückenlage ist für den operierten Partner problemlos, solange das operierte Bein nicht über 90° gebeugt wird. Die Seiten- oder Bauchlage sollte in dieser Zeit vermieden werden. Das Abspreizen des operierten Beins ist erlaubt, allerdings nicht in Extremposition. Nach und nach wird mit zunehmender Stabilität der Hüften wieder alles gestattet sein.

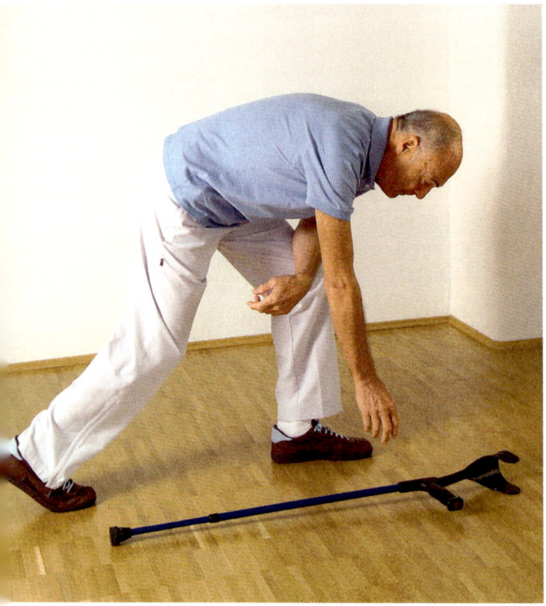

▲ Das gesunde Bein wird gebeugt und so stärker belastet.

MERKE

Keine Sex-Akrobatik!

Wie beim Sport sollten Träger von Hüftprothesen auch beim Sex akrobatische Positionen vermeiden.

Aufheben von Gegenständen, Tragen von Lasten

Zum Aufheben eines Gegenstandes wird das operierte Bein nach hinten gesetzt, um eine starke Beugung zu vermeiden. Das gesunde (vordere) Bein wird dafür im Kniegelenk gebeugt und vermehrt belastet. Sicherer ist es, einen Gegenstand vom Boden mit einer Greifzange aufzuheben.

Das Heben und Tragen schwerer Lasten über 10 kg müssen Sie etwa sechs Monate lang vermeiden. Eine leichtere Tasche darf an der betroffenen Seite getragen werden.

Gehen

Spazierengehen ist zwar gesund, aber zu weite Gehstrecken sind in den ersten Wochen eher schädlich, weil die Hüftmuskeln überlastet und die Einheilungsphase der Prothese gestört werden könnten. Eine Gehstrecke von maximal 20 bis 30 Minuten (auch mehrmals am Tag durchgeführt) ist in den ersten vier Wochen nach der Operation angemessen.

Nach einer Hüftoperation ist es oft erforderlich, einige Wochen mit Unterarmgehstützen zu gehen. Die Entscheidung über eine Voll- oder Teilbelastung

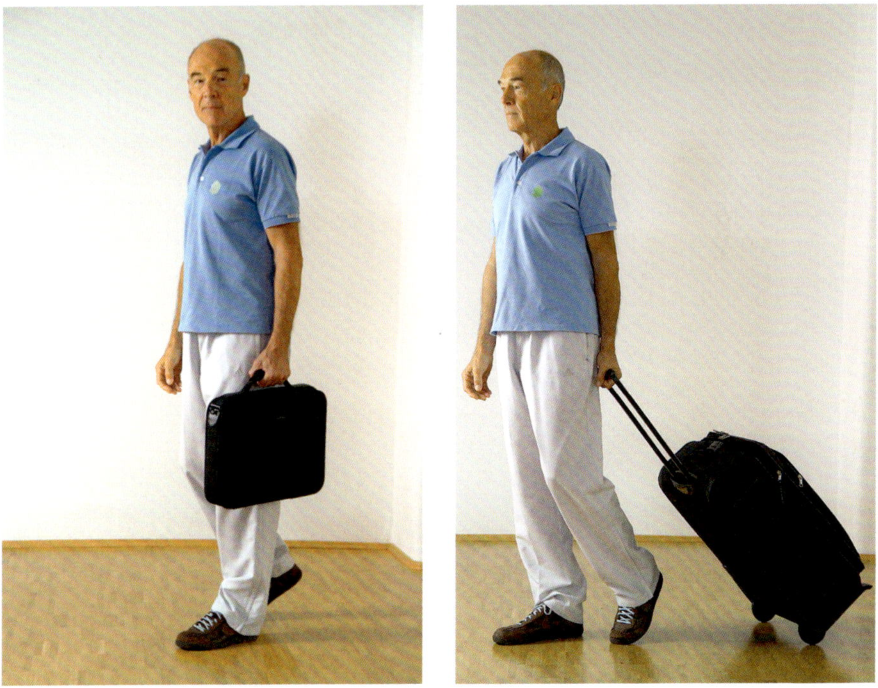

▲ Bei größeren Lasten ist es zu empfehlen, rollende Koffer oder Taschen zu benutzen.

Vorbeugen ist besser als Heulen

Tabelle 2: Aktivitäten, die in den ersten Wochen nach der Operation zu vermeiden sind. Genaue Informationen erhalten Sie vom Operateur, der Ihnen – je nach Operationsmethode – entsprechende Hinweise geben wird.

	Zeitraum nach der Operation			
	0–6 Wochen	Nach 6 Wochen	Nach 3 Monaten	Nach 6 Monaten
Übereinanderschlagen der Beine	✗	✗	✓	
Drehbewegung der Hüfte	✗	✗	✓	
Hüftbeugung über 90°	Evtl. ✗	Evtl. ✗	✓	
Selbstständiges Anziehen der Strümpfe und Schuhe ohne Hilfsmittel	✗ mit Hilfsmitteln ✓	✓		
Hinknien und Hinlegen auf den Boden	✗	✓		
Seitenlage	Evtl. ✗	✓ bei Einsatz von zusammengerollter Bettdecke	✓	
Bauchlage	✗	Evtl. ✓		
Brustschwimmen	✗	Evtl. ✗	✓	
Heben und Tragen von mehr als 8 bis 10 kg	✗	✗	✗	Bis zu 20 kg ✓
Sport, schwere Haus- oder Gartenarbeit	✗	✗	✗	Mit Einschränkungen ✓

✓ erlaubt

✗ verboten

trifft der Arzt. Diese Anordnung sollte unbedingt eingehalten werden, um die Einheilung nicht zu gefährden.

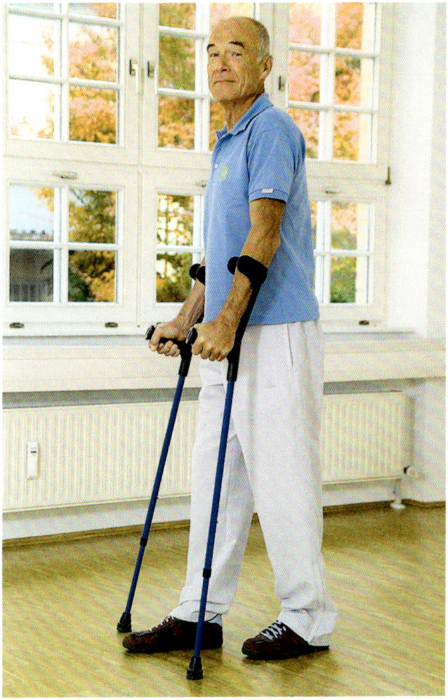

Gehen mit Teilbelastung (»Dreipunktegang«)

Die Unterarmgehstützen werden gleichzeitig nach vorn aufgesetzt, dabei wird das ganze Körpergewicht auf die Griffe der Gehstützen übertragen.

TIPP

Vorsicht bei Teilbelastung!

Beim Gehen auf glattem oder nassem Untergrund können auch die Gehstützen leicht wegrutschen. Die Stützen sollten immer auch schon vor dem Fußkontakt auf den Boden aufgesetzt werden.

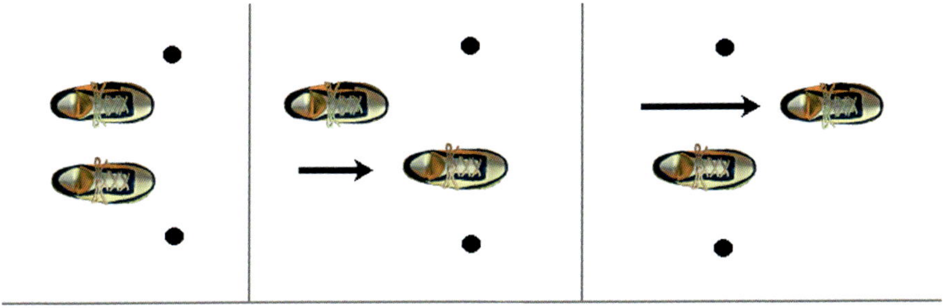

▲ In dieser Skizze ist die Entlastung des rechten Beins zu sehen: Die Gehstützen werden gleichzeitig nach vorn gesetzt, das rechte Bein (Pfeil, mittleres Bild) folgt. Anschließend wird mit dem linken Bein ein Schritt durchgeführt (Pfeil, rechtes Bild).

Dann kann das operierte Bein aufgesetzt und das gesunde nach vorn geschwungen werden.

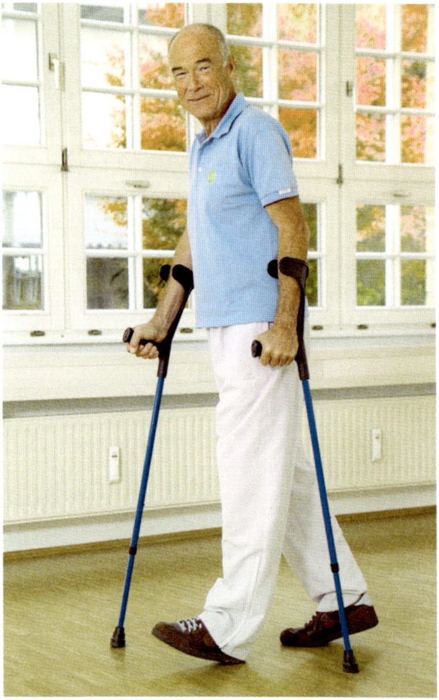

Gehen bei Vollbelastung (»Kreuzgang« oder »Vierpunktegang«)

Die Arme werden – wie beim normalen Gehen – im Wechsel nach vorn geschwungen und die Unterarmgehstützen ebenso wechselseitig auf den Boden aufgesetzt. Schwingt der rechte Arm vor, macht gleichzeitig das linke Bein einen Schritt nach vorn. Danach schwingt der linke Arm vor und das rechte Bein setzt zum Schritt an. Die Gehstützen entlasten bei diesem Gang höchstens noch um 10 Prozent, sie dienen aber zur Vermeidung von Stolpern oder Stürzen.

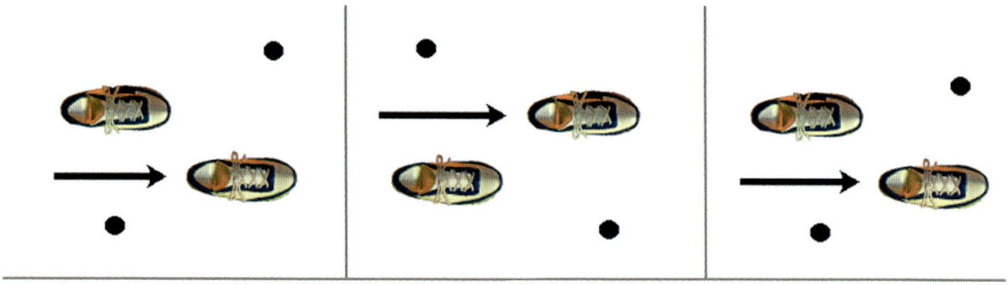

▲ Bei dem Vierpunktegang werden die Gehstütze und der gegenüberliegende Fuß aufgesetzt, dabei schwingt der linke Arm mit dem rechten Bein nach vorn und umgekehrt.

Gehen mit einer Unterarmgehstütze

Kurze Wege im Haus, z. B. beim Tragen von Gegenständen, können auch mit einer Gehstütze zurückgelegt werden, jedoch nur, wenn das Hüftgelenk voll belastet werden darf. Um die Muskeln und das operierte Gelenk zu schonen, sollte die Stütze auf der gegenüberliegenden Seite eingesetzt werden.

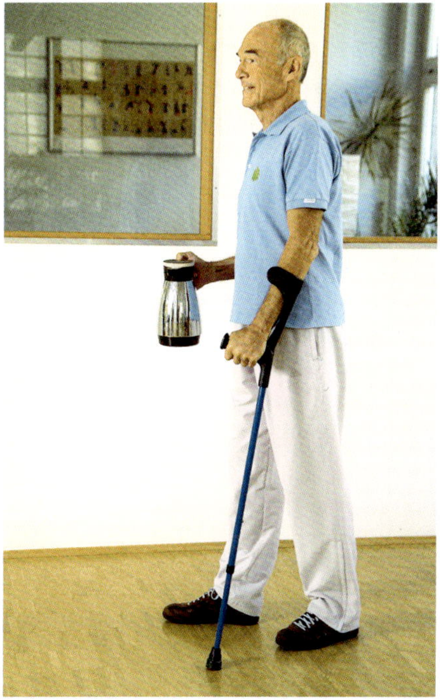

▶ Die Stütze auf der dem operierten Bein gegenüberliegenden Seite einsetzen!

Treppensteigen

Beim Treppensteigen wird das Hüftgelenk etwas mehr belastet als beim Gehen in der Ebene. Das Festhalten am Treppengeländer verringert aber diese Belastung um ca. 20 bis 30 Prozent. Daher sollte man in den ersten sechs Wochen das Treppengeländer nutzen. Die freie Hand stützt sich mit der Gehstütze ab und hält die zweite Gehstütze »über Kreuz« unterhalb des Kunststoffgriffs am Metall. Zuerst wird das gesunde Bein auf die erste Stufe gesetzt und dann das operierte Bein auf die gleiche Stufe angehoben. Bei der nächsten Stufe geht das gesunde wieder vor, das operierte wird nachgezogen. Beim Heruntergehen der Treppe erfolgt die Prozedur umgekehrt.

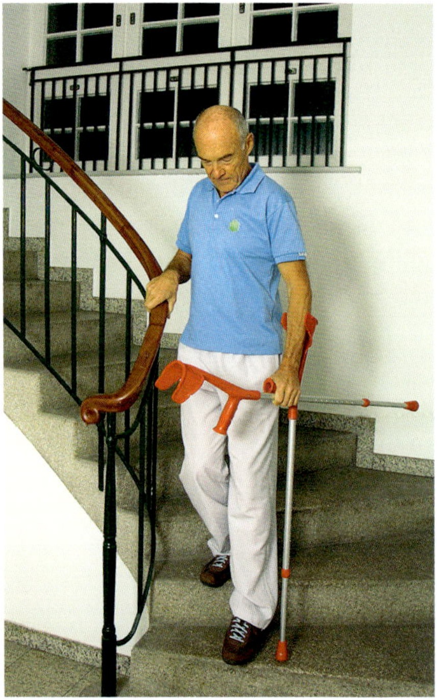

▲ Auf der Treppe immer zuerst mit dem gesunden Bein hinaufgehen, mit dem operierten Bein immer zuerst hinuntergehen!

Hilfsmittel und behindertengerechte Umgebung

In den ersten sechs Wochen nach der Operation sind Hilfsmittel und eine optimal angepasste Umgebung unbedingt zu empfehlen, weil dadurch nicht nur die Gefahr der Luxation verringert, sondern auch der Alltag erleichtert wird. Fast alle Hilfsmittel sind nach sechs Wochen nicht mehr erforderlich, wenn keine Komplikationen, Bewegungseinschränkungen oder sonstigen Behinderungen eingetreten sind.

TIPP

Da viele der zu empfehlenden Hilfsmittel sehr teuer sind, ist sinnvoll, sie zu leihen. Viele Krankenkassen, Reha-Kliniken oder auch manche Sanitätshäuser bieten einen Leihservice an.

Einige Hilfsmittel bzw. bauliche Veränderungen sind jedoch auf Dauer sinnvoll. Dazu zählen beispielsweise Haltegriffe, ein Duschhocker, rutschfeste Matten im Sanitärbereich, eine Schuherhöhung bei Beinlängendifferenzen, Pufferabsätze und der Hüftprotektor.

Strumpfanziehhilfe

Ziehen sie die Socken zuerst über den Strumpfanzieher. Dann: Die Bänder seitlich festhalten, in die Socke schlüp-

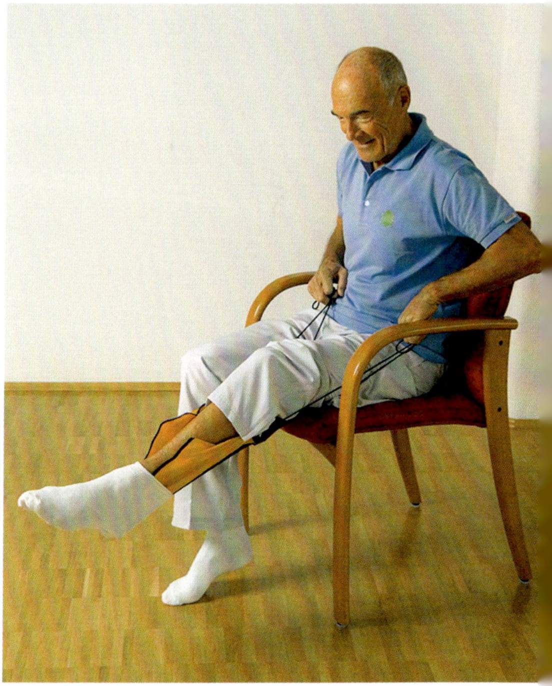

▲ Strumpfanziehhilfe in der Anwendung.

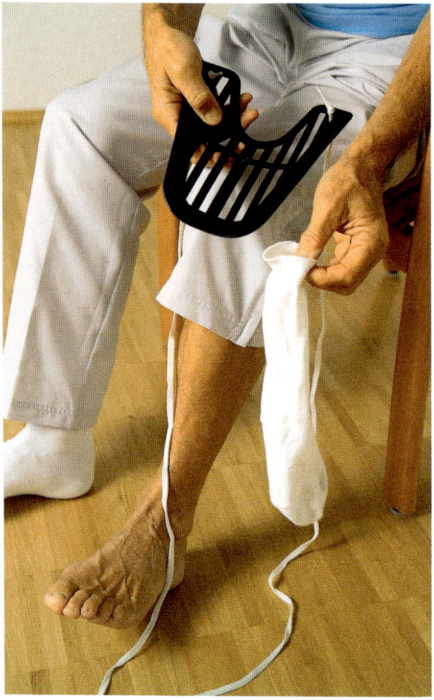

▲ Strumpfanziehhilfe in etwas vereinfachter Ausführung.

fen und den Strumpfanzieher hochziehen. Auf der nicht operierten Seite darf das Bein angezogen und die Hüfte über 90° gebeugt werden, allerdings darf man sich dabei nicht nach vorn neigen. Zum Ausziehen der Socken Schuhanzieher oder Greifzange benutzen.

Langer »Schuhlöffel« aus Metall

Der Schuhlöffel wird nicht nur zum Anziehen der Schuhe eingesetzt, sondern kann auch beim Anziehen von Hosen, Unterwäsche usw. Unterstützung geben. Wenn er am Ende mit einem Waschhandschuh umwickelt

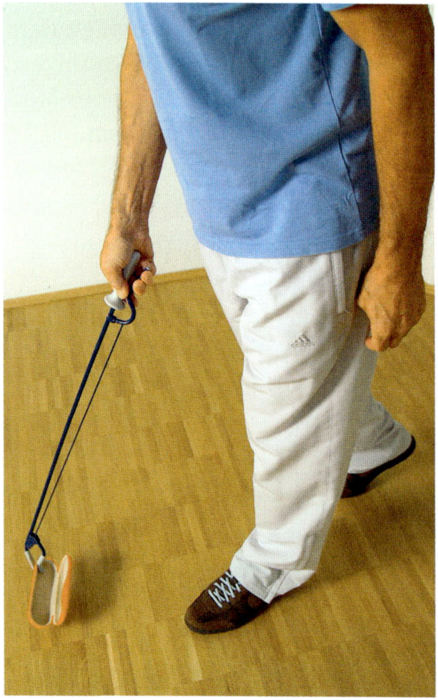

▲ Eine Schrittstellung, bei der das operierte Bein hinten steht, reduziert die Belastung des Hüftgelenks.

wird, können die Füße und Zehen abgetrocknet werden.

Greifzange

Sie ist sehr nützlich beim Aufheben von Gegenständen, beim Schließen von Klettverschlüssen an den Schuhen oder beim Hochziehen von Strümpfen. Damit wird ein zu starkes Abknicken des Oberkörpers vermieden.

Sitzkissen

Durch das Erhöhen der Sitzfläche wird eine übermäßige Beugung vermieden. Das Sitzkissen kann beidseitig oder nur auf der operierten Seite abgeschrägt sein. Es sollte nicht zu weich sein, weil es sonst durch das Körpergewicht zusammengedrückt wird. Zur Not reicht auch ein normales, hohes Kissen aus.

Betterhöhung

Auch das Bett sollte – entsprechend der Sitzhöhe – hoch genug sein (evtl. zwei Matratzen aufeinander, die aber nicht verrutschen dürfen). Manchmal erleichtert ein Seil oder eine kleine Strickleiter, die zum Festhalten an der Decke über dem Bett fest angebracht wurde, das Ein- und Aussteigen.

Elastische Schnürsenkel

Elastische Schnürsenkeln haben einen großen Vorteil: Sie können einmal geknüpft werden und ermöglichen dann das Hinein- und Herausschlüpfen in den bzw. aus dem Schuh mit einem Schuhlöffel.

Haltegriffe im Sanitärbereich

Haltegriffe im Badbereich, aber auch an anderen Stellen der Wohnung und an der Treppe bieten Sicherheit, sie sollten daher schon vor der Operation angebracht werden.

Duschhocker

Ein Duschhocker, der nicht zu niedrig sein darf, erleichtert die Körperpflege in der Dusche.

Rutschfeste Matten im Badbereich

Das Gehen ist auf nassem Boden sehr gefährlich, weil man leicht ausrutschen kann. Rutschfeste Matten verringern diese Gefahr, allerdings ist wegen der Stolpergefahr an den Kanten besondere Vorsicht angebracht.

Hilfsmittel

Rutschfeste Haftpuffer

Haftpuffer werden an den Gummistopfen an den Enden der Gehstützen angebracht, um die Rutschfestigkeit auf nassen Böden zu erhöhen.

Badewannenbrett oder -lift

Das Ein- oder Aussteigen aus der Badewanne geschieht am sichersten mit Hilfe eines Badewannenbrettes oder -liftes, wobei in den ersten sechs Wochen unbedingt darauf geachtet werden muss, dass die Hüfte nicht über den rechten Winkel gebeugt werden darf. Zum Einsteigen in die Wanne ist es sinnvoll, einen hohen Stuhl neben die Wanne zu stellen.

Rollator

Ein Rollator ist eine sichere Gehhilfe, mit der sich auch Dinge transportieren lassen.

Unterarmgehstützen mit anatomischen Handgriffen

Bei einer Teilbelastung muss fast das ganze Gewicht des Körpers auf die Handgriffe der Gehstützen übertragen werden. Hierdurch kann es zu Schmerzen an den Händen, oder sogar zu Taubheitsgefühlen an einzelnen Fingern (durch Nervenabklemmung im Handgelenksbereich) kommen. Anatomische Handgriffe sind dann sinnvoll.

Fahrradhandschuhe

Fahrradhandschuhe sind gerade im Handgelenksbereich gut gepolstert und schützen die Hände zusätzlich vor zu starkem Druck der Gehstützen.

Schuhzurichtung, Pufferabsätze

Ein Beckentiefstand sollte durch eine Erhöhung der Schuhsohle, die optisch unauffällig zwischen die Sohlen eingebaut wird, ausgeglichen werden. Günstig ist es dabei, an beiden Fersen einen Pufferabsatz einzubauen, damit das Bein beim Auftreten abgefedert wird, was die auf das Gelenk wirkenden Kräfte reduziert.

Hüftprotektor

Ein Sturz auf die Seite kann zu einem Trümmerbruch des Oberschenkelknochens, zu einer Schädigung der Hüftprothese und zu einem lange dauernden Krankenhausaufenthalt führen. Die Hüftprotektoren haben ihren Ursprung vom Eishockey und schützen bei einem

Sturz zu etwa 90% vor einem Knochenbruch. Die Verbindung von hartschaligen Plastikkappen mit weichen Polstern (ähnliche Struktur wie beim Fahrradhelm) ist sehr effektiv. Daher sollte bei Glätte, beim Sport oder bei einer erhöhten Fallneigung unbedingt ein Hüftprotektor getragen werden.

Newport-Orthese

Ist nach der Implantation einer Hüftprothese eine Luxation eingetreten, so beträgt das erneute Luxationsrisiko mindestens 50 Prozent. Bei zwei oder mehr Luxationen wird fast immer eine erneute Operation notwendig. Es ist daher dringend zu empfehlen, eine Antiluxationsbandage, am besten eine »Newport-Orthese«, mit einem, besser noch mit zwei Beinschienen für mindestens drei Monate zu tragen. Mit dieser Orthese wird die Gefahr einer erneuten Luxation fast auf Null reduziert.

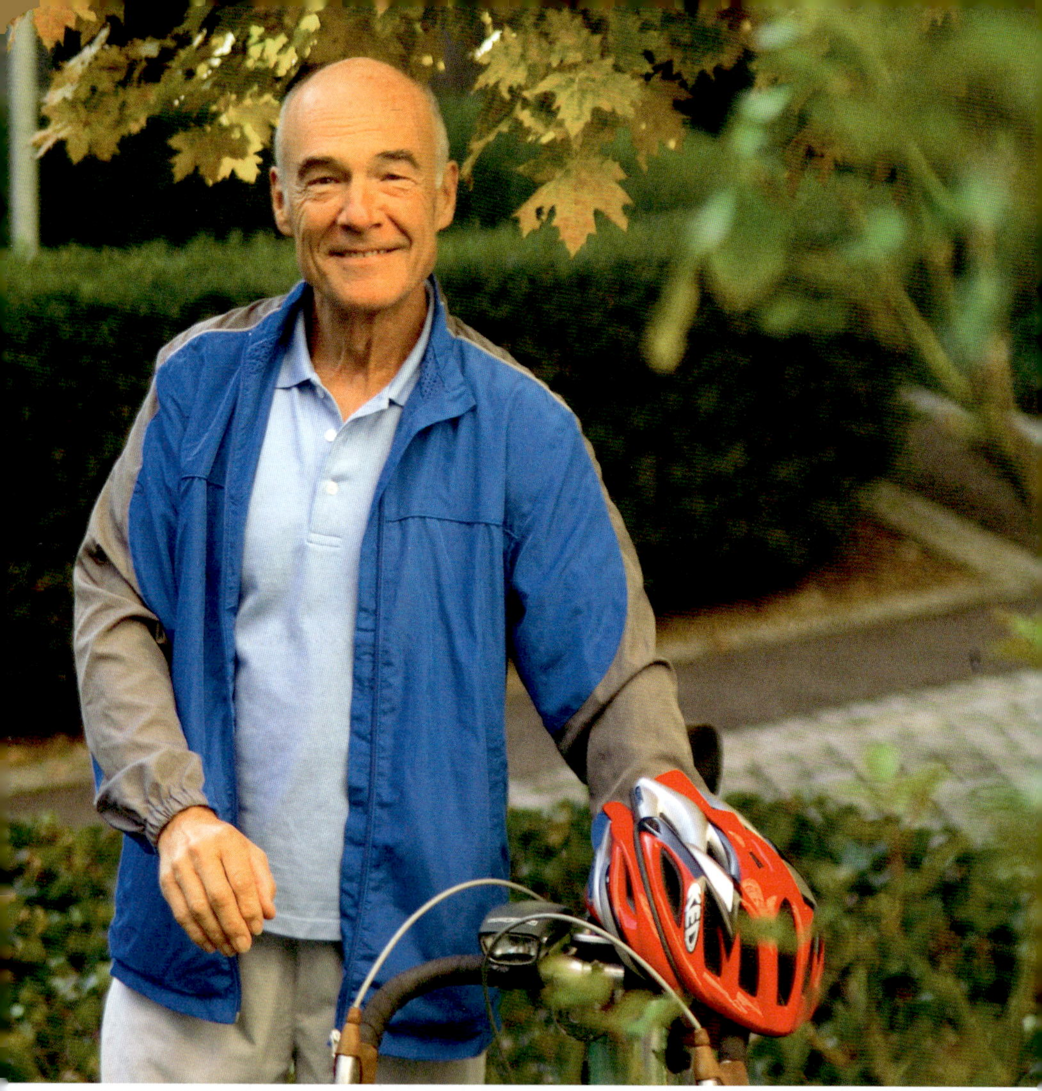

Bewegung in der Reha und zu Hause

Die Rehabilitation nach einer Hüftoperation

Schon vor der Operation haben die Schmerzen und die Schonhaltung eine Reihe von Veränderungen an der erkrankten Hüfte, aber auch am betroffenen Bein und letztlich am ganzen Körper bewirkt:

- Die Hüfte ist schlechter beweglich, weil (unter anderem) die Muskeln verkürzt sind.
- Die Muskulatur im Hüftbereich und im Bein hat sich deutlich zurückgebildet.
- Der Knochen des Beins hat durch die Minderbelastung Substanz verloren.
- Das Gangbild ist asymmetrisch und unharmonisch geworden.
- Das Becken, die Iliosakralfuge und die Wirbelsäule zeigen eine Schiefhaltung.
- Das allgemeine körperliche Leistungsniveau ist gesunken.

Nach dem Einbau einer Hüftprothese sind diese Krankheitsfolgen nicht verschwunden. Die Rehabilitation bietet aber die Möglichkeit, solche Einschränkungen oder Nebenwirkungen effektiv und schnell zu heilen – oder wenigstens zu kompensieren.

INFO

Mit Sicherheit leistungsfähig

Das Ziel einer effektiven Rehabilitation ist die schnellstmögliche Wiederherstellung der Funktions- und Leistungsfähigkeit eines Patienten, verbunden mit dem größtmöglichen Maß an Sicherheit.

Die Rehabilitation

Ambulante, teilstationäre oder stationäre Rehabilitation?

Zu Hause ist es am schönsten: die ambulante Rehabilitation

Vorteile der ambulanten Therapie sind die kompakte Therapiedauer und die Wohnortnähe. Der Kontakt zum Hausarzt oder Orthopäden garantiert eine gute Betreuung. Da nur ein Teil des Tages für die Rehabilitation verbraucht wird, bleiben für Haushalt, Arbeitserprobung und Familie genügend Zeit. Damit ist die berufliche und familiäre Integration gewährleistet. Selbstständige haben die Möglichkeit, einen Teil der Büroarbeit abends zu erledigen.

Genau hier liegen jedoch auch die Nachteile:

- Hausfrauen fühlen sich oft überfordert: »Wenn ich nach Hause komme, muss ich noch den ganzen Haushalt machen«.
- Verhaltensregeln wie etwa Diäten können zu Hause schlechter eingehalten werden.
- Die häusliche Umgebung ist auf eventuelle Behinderungen nicht ausreichend eingerichtet (zu tiefe Stühle, keine Toilettensitzerhöhung, enge Treppen usw.).
- Eine pflegerische oder ärztliche Betreuung ist abends und nachts nicht gewährleistet.
- Manche Patienten müssen lange Anfahrtszeiten in Kauf nehmen, wenn sie mit öffentlichen Verkehrsmitteln unterwegs sind oder mit dem (teuren) Taxi fahren.
- Die ambulanten Therapien werden in gedrängter Form verabreicht, notwendige Regenerationszeiten und Ruhepausen können kaum eingehalten werden.
- Ambulante Patienten finden nicht genug Ruhe und Abstand. Stress, Überlastungsreaktionen oder Fehlbelastungen sind möglich.

Halb und halb: die teilstationäre Rehabilitation

Bei der teilstationären Rehabilitation werden die Vorteile der ambulanten Rehabilitation mit einer Unterbringung des Patienten während des Tages in der Klinik verbunden. Der Patient durchläuft die gleichen Therapien wie bei der stationären Behandlung, kann jedoch zu Hause schlafen.

Das Trainingsprogramm kann gezielter und wirkungsvoller als ein ambulantes Programm gestaltet werden, da die notwendigen Ruhepausen integriert werden können. Damit ist ein wissenschaftlich gesicherter Trainingseffekt möglich. Alltagsverrichtungen für die Nahrungsaufnahme am Mittag (Einkaufen, Kochen) fallen weg. Eltern mit Kindern oder Angehörige von pflegebedürftigen Personen können abends die häusliche Betreuung weiterführen.

Nachteilig sind jedoch auch hier die Anfahrtswege, die nicht behindertengerechte Gestaltung der eigenen Wohnung und die fehlende medizinische Betreuung abends und nachts.

Heilen in der Obhut: Die stationäre Rehabilitation

In der Rehabilitationsklinik ist die Umgebung behindertengerecht, sodass die Gefahr von Stürzen, Hüftluxationen usw. verringert wird. Ein zusätzlicher Vorteil ist die Unterstützung durch das ständig präsente Therapeutenteam (Schwester, Arzt, Psychologe, Therapeut). Die ärztliche Betreuung (Medikamente, Thrombosespritzen) und therapeutische Hilfen (Wärmeanwendungen, Kaltlufttherapie, Motorschiene, Lagerung usw.) sind somit auch abends und nachts gewährleistet.

Dadurch kann der Krankheitsverlauf kontinuierlich überwacht und eine Veränderung des Befundes schnell erkannt werden. Durch die ständige Kooperation der Patienten mit dem Pflegepersonal, den Ärzten und Therapeuten ist gewährleistet, dass schon in Verdachtsfällen einer Komplikation eine schnelle Abklärung erfolgen kann.

Stresseffekte durch Haushalt und Alltag fallen weg. Auch sehr ehrgeizige und hektische Patienten sind gezwungen, die notwendigen Regenerationsphasen einzuhalten. Eine gesundheitsorientierte Kost kann einen Diabetes mellitus, starkes Übergewicht, eine Gicht usw. günstig beeinflussen.

Die Rehabilitation

Der richtige Zeitpunkt

Im Allgemeinen wird mit der Rehabilitation nach der Wundheilung und dem Entfernen der Fäden begonnen. Je nach vorhandenen Defiziten und Nebenerkrankungen, die auf die Trainierbarkeit und Leistungsfähigkeit in der Rehabilitation Einfluss haben, dauert diese Maßnahme zwischen drei und fünf Wochen.

In der Rehabilitation sollte ein annähernd tägliches Therapieprogramm erfolgen mit

- Übungen zur Schmerzlinderung durch therapeutische Maßnahmen (Akupunktur, physikalische Medizin, Kühlung),
- Mobilisierung des Hüftgelenks (z. B. durch Physiotherapie, Bewegungsbad, Motorschiene),
- Detonisierung und Lockerung der verspannten Rücken-, Becken- und Beinmuskeln,
- Reduktion der Lymph- und Beinschwellung,
- dosierter und vorsichtiger Kräftigung der Muskulatur,
- Haltungs- und Gangschulung,
- Verbesserung der allgemeinen körperlichen Leistungsfähigkeit,
- richtiger Verwendung der verschiedenen Hilfsmittel,
- richtiger Verhaltensweise nach Implantation einer Hüftprothese.

Gleichzeitig müssen die Wunde regelmäßig kontrolliert, bei Beinschwellungen eine Thrombose ausgeschlossen, bei Schmerzen die weitere Diagnostik und eventuell medikamentöse Behandlungen angewendet, die Beweglichkeit der Hüfte gemessen und die Patienten mit der täglichen Antithrombosespritze versorgt werden.

Wiederaufbau der Muskulatur durch Therapie

Wenn ein Bein nicht belastet werden kann – aber auch wenn Schmerzen oder Bewegungseinschränkungen das normale Gehen erschweren – verlieren die Muskeln des betroffenen Beins schnell Substanz. Dieser Kraftverlust beträgt etwa fünf bis zehn Prozent pro Woche. Bei Hüftpatienten sind vor allem die hüftnahen Muskeln, die den Körper beim Gehen und Stehen stabilisieren, betroffen. In der Rehabilitation kann durch ein gezieltes Muskelaufbautraining die Muskelkraft wiederhergestellt werden. Allerdings dauert es sechs- bis achtmal so lange, einen abgeschwächten Muskel wieder aufzubauen. Eine Woche Bettruhe erfordert folglich ein Muskeltraining für fast zwei Monate. Es sollte daher nach einer Operation so früh wie möglich mit dem Muskelaufbau begonnen werden. Dies ist schon im Bett durch regelmäßiges Anspannen der Muskeln (isometrische Übungen), im optimalen Fall auch unterstützt durch eine elektrische Muskelstimulation, möglich. Selbst wenn nur das »gesunde« Bein intensiv trainiert wird, ist ein Kraftzuwachs am operierten Bein festzustellen.

Der Muskelaufbau kann unter Anleitung der Therapeuten fortgeführt werden, wobei Übungen mit Trainingsbändern, Gewichtsmanschetten und anderen kleinen Hilfsmitteln effektiv sind. Im weiteren Verlauf können auch Übungen an Kraftmaschinen durchgeführt werden, vorausgesetzt, diese Apparate haben von der Sitzposition, dem Hebelverlauf und von der Gewichtsbelastung her keine schädigende Wirkung auf die Hüfte.

Da die Kraftausdauer eines Muskels am schnellsten verloren geht, ist es in der Rehabilitation sinnvoll, vor allem Übungen mit kleinen Gewichten (zur Schonung der Gelenke) und ansteigenden Wiederholungszahlen durchzuführen. Ein Gewichtstraining mit zwei- oder dreimal 15 Wiederholungen bildet den Anfang, es kann im Laufe der Tage auf 20 oder sogar 25 Wiederholungen erhöht werden, während das Gewicht gleich bleibt.

MERKE

Erholungsphasen sind wichtig

Nicht während des Trainings, sondern in der anschließenden Erholung wächst der Muskel.

Übungen zum Muskelaufbau

Spätestens am zweiten Tag nach der Operation wird im Krankenhaus mit einem dosierten Behandlungsplan begonnen. Die physiotherapeutischen Übungen sind sehr spezifisch und variieren je nach Zeitpunkt der Operation, nach dem Leistungsvermögen des Patienten, nach erlaubter Teil- oder Vollbelastung und anderen Kriterien. Der Therapeut entscheidet von Fall zu Fall, welche Übungen sinnvoll sind.

Es ist nicht Aufgabe dieses Buches, die Entscheidungen des Operateurs oder des Physiotherapeuten zu beeinflussen. Wir haben dennoch einige Übungsbeispiele zusammengestellt, die Sie unter Anleitung eines Physiotherapeuten erlernen und dann in Eigenregie selbst (auch anschließend zu Hause) durchführen können – sofern sie vom behandelnden Therapeuten als sinnvoll erkannt worden sind.

Kräftigungsübungen in Rückenlage

Die folgenden Übungen sehen eine Teil- oder Vollbelastbarkeit des operierten Hüftgelenks vor.

1 In Rückenlage den gesamten Körper anspannen: Gesäß, Bauch, Beine und Füße, dabei die Kniegelenke strecken, die Beine auf die Unterlage drücken und die Fußspitzen hochziehen. Die Spannung etwa 10 Sekunden halten, 5 Wiederholungen.

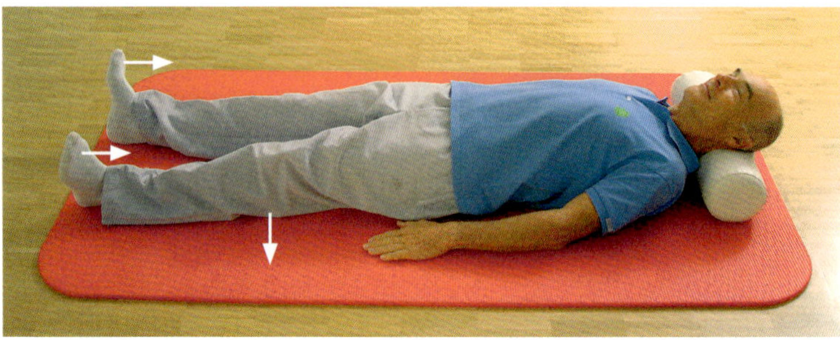

1 Körperspannung

2 Das operierte Bein zum Gesäß anziehen, wobei der Fuß über die Unterlage schleift. Das andere Bein sowie Rücken und Bauch ebenfalls mit anspannen. Die Übung auch mit dem anderen Bein durchführen, jeweils 15 Wiederholungen.

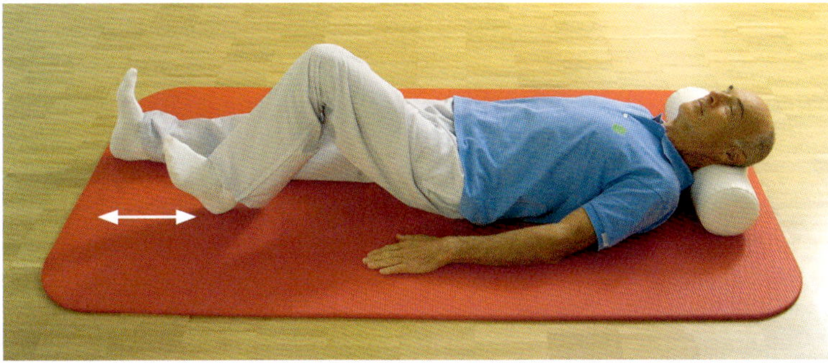

2 Bein anziehen und strecken

3 Mit dem operierten Bein eine kleine Radfahrbewegung ausführen. Dabei den Hebel verkürzen und überwiegend nur den Unterschenkel bewegen. Achtung: den Oberschenkel des operierten Beins nicht zu weit an den Oberkörper heranziehen, die Hüfte nicht über den rechten Winkel beugen!

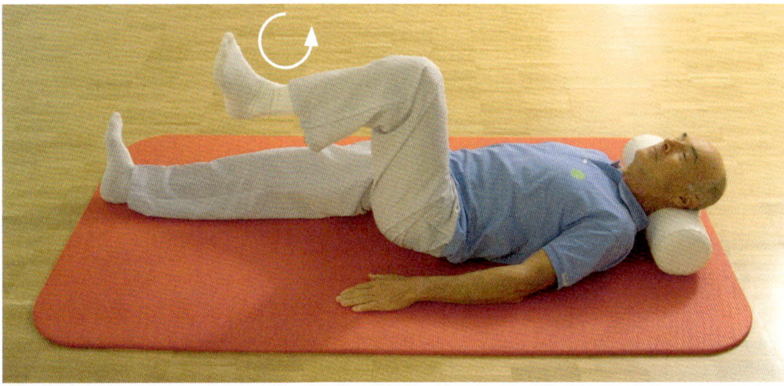

3 Radfahren

Übungen zum Muskelaufbau

4 Das operierte Bein zum Oberkörper anziehen (Achtung: Hüfte nicht über den rechten Winkel beugen!) und den Oberschenkel zur Entlastung des Hüftgelenks mithilfe eines Handtuchs unterstützen. Nun den Unterschenkel nach oben führen, danach wieder absenken. Die Übung 10–15-mal ausführen.

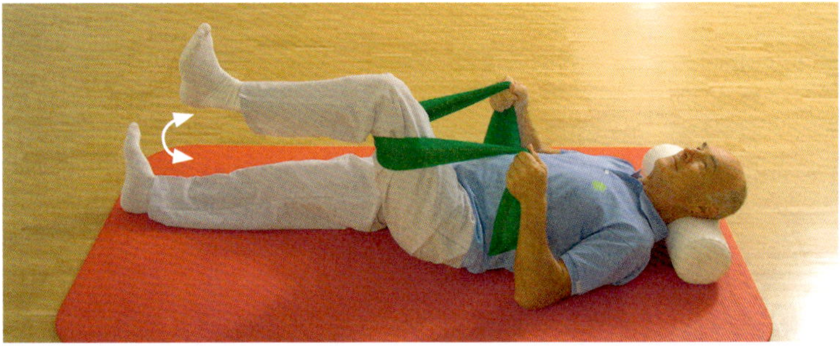

4 Unterschenkel beugen und strecken

5 Das operierte Bein zum Körper anziehen und mit Unterstützung hochhalten (Achtung: Hüfte nicht über den rechten Winkel beugen!). Nun mit dem Fuß eine Wippbewegung ausführen. Bei geschwollenen Füßen entstaut diese Übung das Bein.

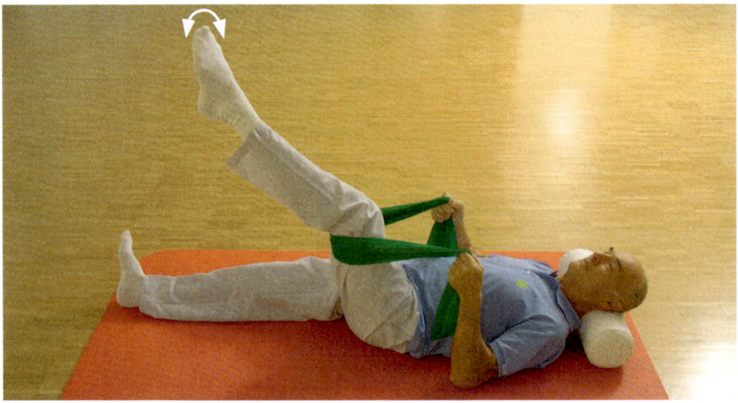

5 Fußgelenk beweglich machen

6 Eine feste Rolle oder ein zusammengerolltes Badetuch unter die Knie legen und die Fersen durch Strecken der Unterschenkel anheben. Dabei die Beine gut anspannen, die Spannung 10 Sekunden halten, 5-mal wiederholen.

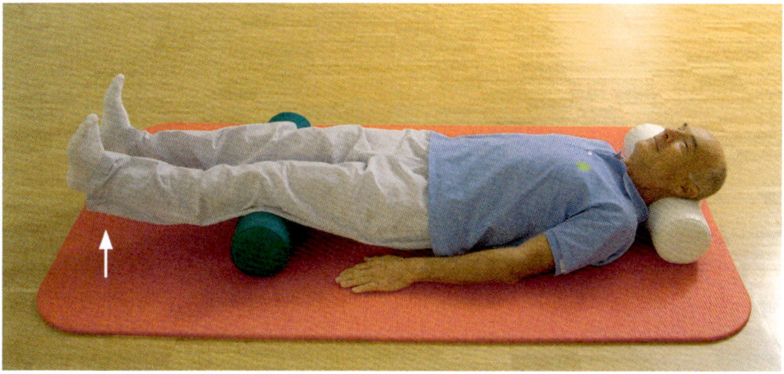

6 Beine anspannen

7 Eine feste Rolle oder ein zusammengerolltes Badetuch unter die Knie legen und diese fest nach unten drücken. Die Fersen behalten Kontakt zur Unterlage. Dabei auch die Gesäßmuskulatur kräftig mit anspannen. Die Spannung 10 Sekunden halten, 5-mal wiederholen.

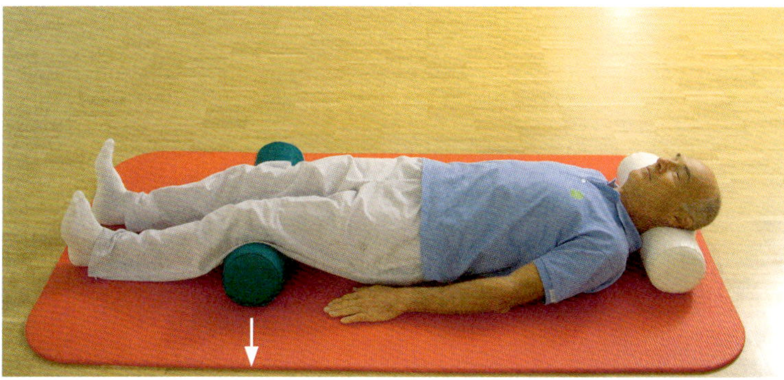

7 Gesäß anspannen

Übungen zum Muskelaufbau

8 Zur Kräftigung von Bauch- und Hüftmuskulatur den Oberkörper etwas anheben und 10 Sekunden halten. Halswirbelsäule dabei gestreckt lassen; gleichmäßig weiteratmen. 5–10 Wiederholungen.

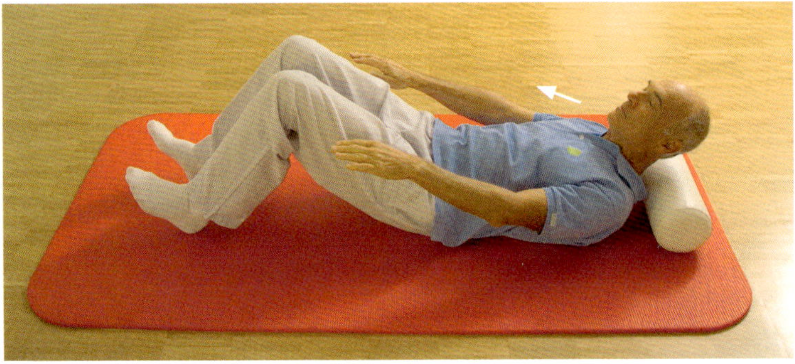

8 Bauchmuskeltraining

Kräftigungsübungen im Sitzen und im Stehen

Mit Ausnahme der ersten setzen die folgenden Übungen eine volle Belastbarkeit des Hüftgelenks voraus.

Oberschenkelmuskulatur trainieren

9 Im Sitzen (Hüfte weniger als rechter Winkel gebeugt!) den Unterschenkel langsam bis zur Horizontalen strecken, dann wieder nach unten beugen. Dabei bleibt der Oberschenkel auf der Sitzfläche liegen, um die Belastung im Hüftgelenk zu reduzieren. Die Übung kann 15- bis 30-mal wiederholt werden.

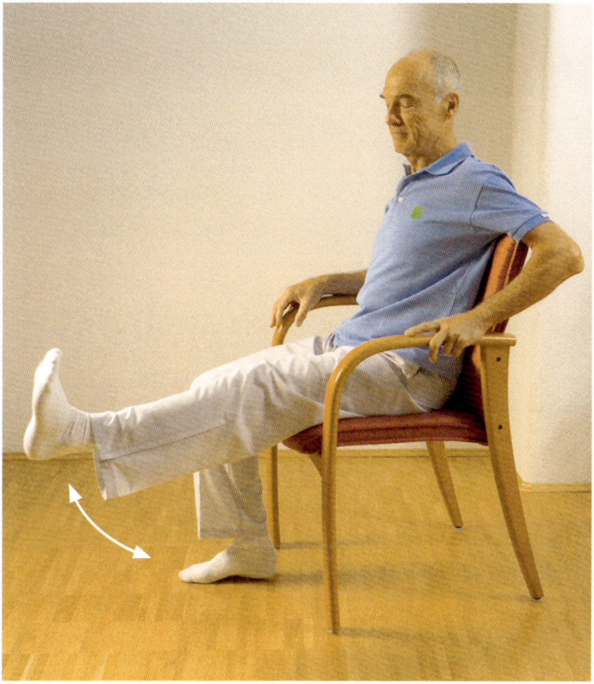

9 Kniestreckung im Sitzen

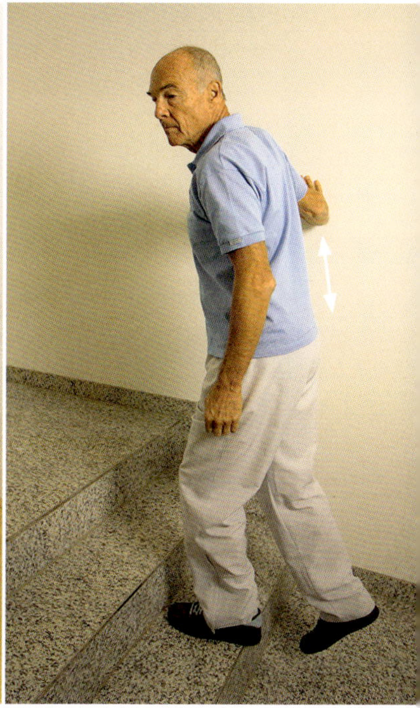

10 Treppenstufe auf- und absteigen

10 Einen Fuß auf eine Treppenstufe setzen und den gesamten Körper langsam in den Einbeinstand hochdrücken. Langsam wieder absenken. Der Fuß bleibt auf der Stufe; 15–20 Wiederholungen. Eventuell das Geländer zuhilfe nehmen.

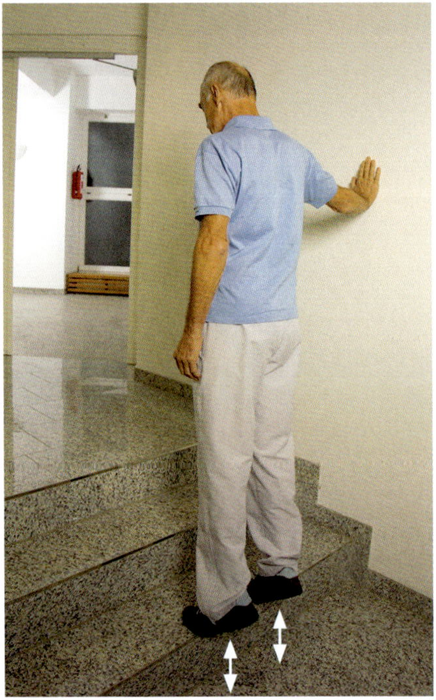

11 Zehenstand an der Treppe

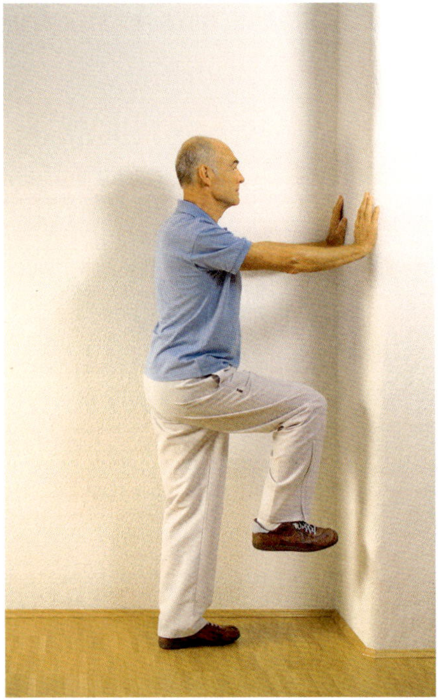

12 Einbeinstand

Wadenmuskulatur trainieren

11 Auf der untersten Treppenstufe in den Zehenstand gehen, dann wieder absenken, bis die Fersen sich unterhalb der Stufe befinden. Die Bewegung kommt nur aus dem Fußgelenk, der übrige Körper wird ruhig gehalten. 20–30 Wiederholungen.

Gesäßmuskulatur trainieren

12 An einer Wand leicht abstützen. Das gesunde Bein in der Hüfte nach vorn anbeugen (nicht über den rechten Winkel!) und halten. Das Becken dabei durch Anspannen der Gesäßmuskulatur möglichst gerade halten und nicht zur Seite ausweichen. 15 Sekunden halten.

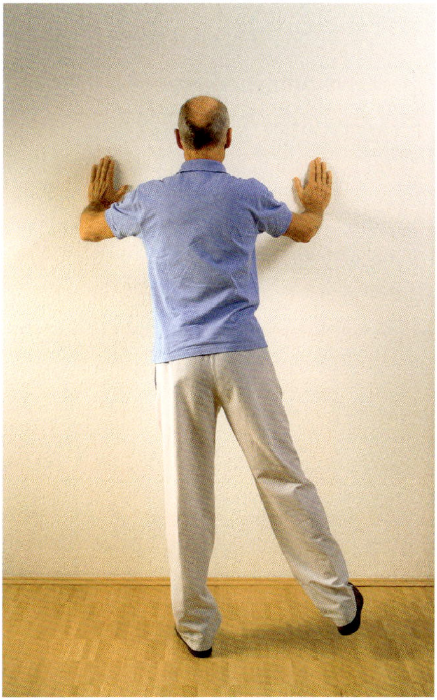

13 Bein abspreizen

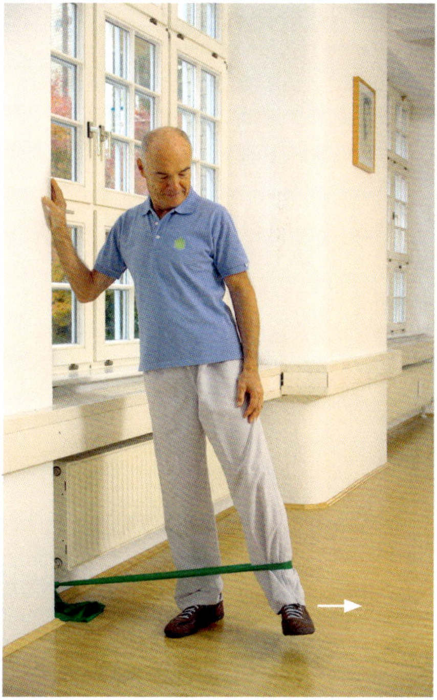

14 Bein abspreizen gegen Widerstand

13 An einer Wand abstützen, das gesunde Bein etwas zur Seite abspreizen. Das Becken bleibt dabei gerade, die Bewegung erfolgt nur aus dem Hüftgelenk, nicht aus dem Rücken. 15 Sekunden halten, 5–10 Wiederholungen.

14 Ein Trainingsband aus Latex doppel legen und an Treppengeländer oder Heizung befestigen. Den Fuß in die Schlaufe stellen und das Bein gegen den Widerstand des Bandes nach außen abspreizen. Knie- und Hüftgelenk bleiben gestreckt, der Rücken gerade. 10- bis 15-mal wiederholen, dann das Bein wechseln.

Stabilisation des Hüft- und Kniegelenks

15 Ein Bein auf ein Tuch setzen und den Boden »wischen«, indem das Bein unbelastet vor- und zurückbewegt wird. Das Standbein ist leicht im Kniegelenk gebeugt; diese Position wird während der Übung gehalten. Nach 10–15 Wiederholungen Wechsel des Beins.

16 Stand auf dem operierten Bein. Mit dem gesunden Bein einen Schritt vor und zurück über einen Gegenstand machen. Die Position des Standbeins wird hierbei nicht verändert. 10–15 Wiederholungen.

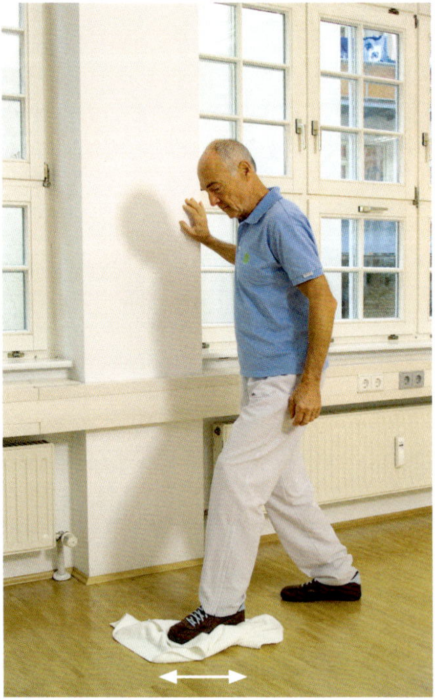

15 Boden wischen

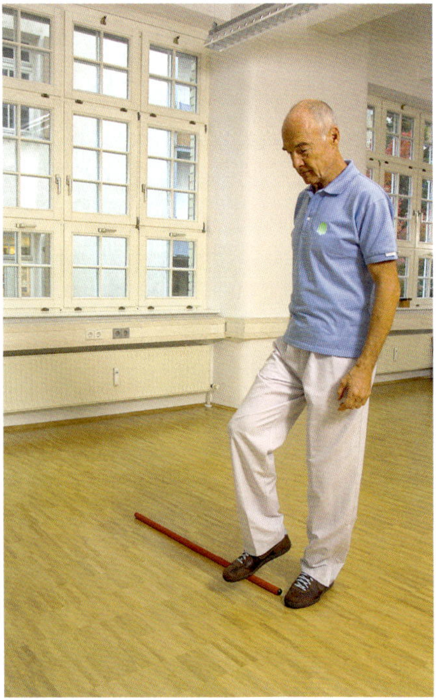

16 Schritt über ein Hindernis

Dehnübungen für die unteren Extremitäten

Eine Bewegungseinschränkung kann – vor allem im Alter – das Alltagsleben stark beeinträchtigen. Die Behinderung ist umso größer, je näher das betroffene Gelenk am Körperzentrum lokalisiert ist. Ein versteiftes Zehengelenk ist weniger störend als ein steifes Hüftgelenk.

Die Dehnungstherapie ist eine wichtige Behandlung in der Rehabilitation. Viele Möglichkeiten stehen dafür zur Verfügung. Ein Therapeut kann die Dehnung am Patienten exakt dosieren, da er den genauen Muskelverlauf kennt und die entsprechende Extremität in die genaue Richtung bewegt. Zusätzlich kann er kombinierte Behandlungsmuster integrieren und mögliche Ausweichbewegungen kontrollieren. Bald können Sie ein aktives Übungsprogramm erlernen, das sich auch später zu Hause durchführen lässt.

Auch eine Bewegungstherapie auf einer Motorschiene kann sinnvoll sein, denn sie verringert das Auftreten von Wundheilungsstörungen, Gelenkschwellungen bzw. Thrombosen und verbessert die Bewegungsfähigkeit.

TIPP

Beim Dehnen auf Schmerzen achten

Jede Dehnstellung soll vorsichtig eingenommen werden, wobei auf Schmerzen zu achten ist. Ein kurz dauernder, leichter Dehnungsschmerz ist normal. Die jeweilige Position soll etwa 20 bis 30 Sekunden gehalten und etwa 5- bis 10-mal wiederholt werden.

Dehnen der Hüftbeugemuskulatur

17 In Rückenlage bleibt das operierte Bein gerade auf der Unterlage liegen und wird auf die Matte gedrückt (s. Pfeil). Nun das gesunde Bein mit den Händen zum Oberkörper anziehen.

Dehnen der Oberschenkelrückseite

18 Das operierte Bein wird zum Oberkörper angezogen und der Unterschenkel nach

Übungen zur Muskeldehnung

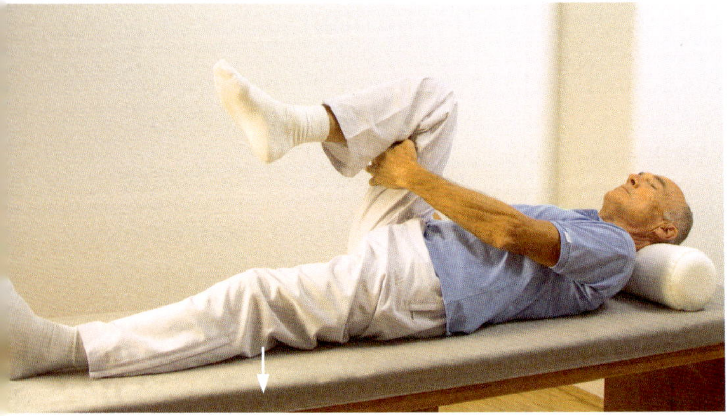

17 Gesundes Bein in Rückenlage zum Oberkörper ziehen

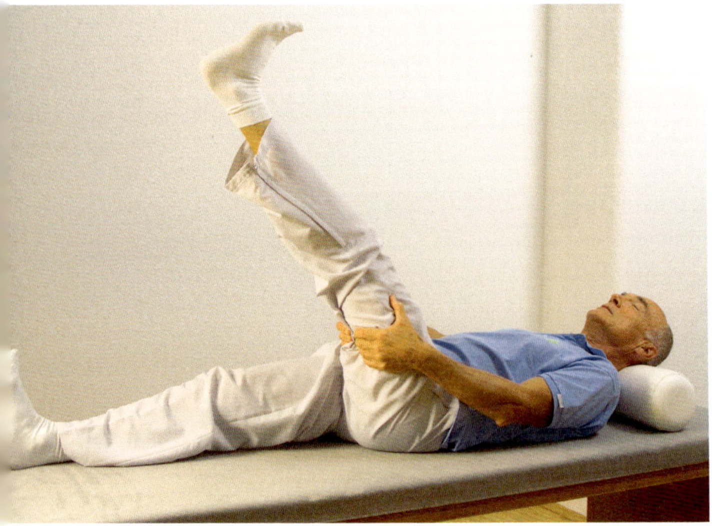

18 Operiertes Bein in Rückenlage strecken

oben gestreckt, während das gesunde Bein liegen bleibt. Achtung: Das operierte Bein nicht über den rechten Winkel zum Oberkörper beugen! Eventuell ein Handtuch zu Hilfe nehmen und den Oberschenkel damit unterstützen.

Dehnen der Oberschenkelvorderseite

19 In Rückenlage auf einer Liege wird das gesunde Bein zum Oberkörper angebeugt und mit den Händen festgehalten. Das operierte Bein hängt mit dem Unterschenkel an der Liegenkante nach unten, die Ferse kann dann noch leicht angezogen werden (Pfeil).

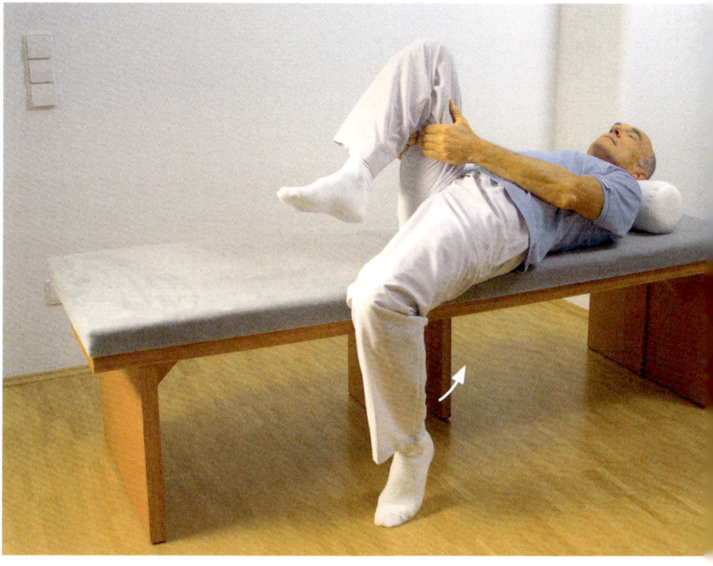

19 Rückenlage auf einer Liege

Übungen zur Muskeldehnung

Die folgende Übung ist nur bei voller Belastbarkeit erlaubt:

Dehnen der Wadenmuskulatur

20 Im Stand in der Schrittstellung wird das hintere Bein gestreckt, dabei muss die Ferse aber auf dem Boden bleiben! Die Zehenspitzen beider Füße zeigen nach vorn, damit Fuß-, Knie- und Hüftgelenk nicht verdreht werden.

INFO

Bewegungsübungen im Schwimmbad

Die Bewegungstherapie kann durch Übungen im Wasser ideal ergänzt werden, denn das nasse Element hat viele positive Auswirkungen auf den Körper. Viele Rehazentren verfügen daher über ein Bewegungsbad, in dem unter Anleitung eines Therapeuten entsprechende Übungen durchgeführt werden.

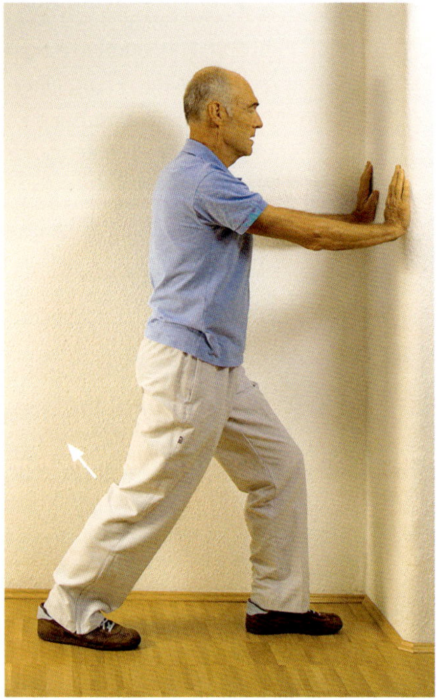

20 Wade dehnen an der Wand

Sport für Hüftpatienten

Grundsätzliche Vorüberlegungen

Die positiven Wirkungen regelmäßigen Sports auf das körperliche Wohlbefinden, auf die Muskelkraft, die körperliche Leistungsfähigkeit und die Ausdauer sind wohl bekannt. Zudem schützt er vor Stoffwechselkrankheiten, Bluthochdruck und Arterienverkalkung. Sport ist daher unbedingt empfehlenswert, auch nach dem Einbau einer Hüftprothese.

Ob eine regelmäßige Sportaktivität der Hüftprothese schadet oder ihr sogar nützt, ist bis jetzt in der Wissenschaft umstritten. Studien haben zwar gezeigt, dass sich bei jungen, aktiven Menschen die Prothese früher lockert; in Untersuchungen über Sportler mit künstlichen Hüftgelenken ließ sich aber nachweisen, dass die Prothesen bei ihnen sogar länger halten als bei unsportlichen Personen: Die höchste Lockerungsrate trat bei Patienten auf, die völlig inaktiv waren. Man nimmt heute an, dass der Knochen, der als lebendes Gewebe dem Auf- und Abbau wie der übrige Körper unterworfen ist, immer eine regelmäßige Belastung (Gehen, Laufen) braucht, um seine Struktur zu festigen und zu erhalten.

TIPP

Keine Scheu vor dem Sport!

Mangelnde körperliche Aktivität mündet häufig in ein höheres Körpergewicht, was für eine Hüftprothese mit Sicherheit schädlich ist. Sport ist hier eine ideale Prophylaxe.

Übereinstimmend wird als frühester Zeitpunkt für den Beginn der sportlichen Betätigung der siebte Monat nach der Operation genannt. Im Hinblick auf die Reaktionen und Umbauvorgänge im Knochen nach Protheseneinbau sollte dieser Zeitraum unbedingt eingehalten werden. Auch Ihr Trainingszustand, Ihr Alter und vor allem Ihre sportliche Erfahrung sind zu berücksichtigen. Indessen haben auch gute Sportler meist vor Einbau der Prothese nur noch wenig Sport getrieben, sodass die Koordination und die kraftsparenden Bewegungsmuster erst langsam wieder auftrainiert werden müssen.

Besonders einen Sturz auf die operierte Hüfte gilt es zu verhindern, denn das Risiko eines Bruchs des Oberschenkelknochens und eines Defekts der Hüftprothese ist in einem solchen Fall sehr hoch. Einige Krafteinwirkungen lassen sich durch Hilfsmittel (Polsterungen, Hüftprotektor; s. S. 62) oder eine veränderte Sporttechnik vermindern.

Das Für und Wider der einzelnen Sportarten

Ballspiele allgemein

Ballspiele sind wegen der schnellen Richtungswechsel und des Körperkontaktes (Sturzgefahr) nicht unbedingt empfehlenswert. Unter folgenden Einschränkungen können sie durchgeführt werden:

- Weite Sprünge, schnelle Abstoppbewegungen oder abrupte Richtungswechsel müssen vermieden werden.
- Ballspiele können beispielsweise mit Softbällen, Luftballons oder Zeitlupenball erfolgen.
- Die Feldgröße, die Spieldauer, die Regeln usw. können modifiziert werden.
- Spiele mit Gegnerkontakt und Sturz- oder Rutschgefahr sind zu meiden.
- Eine Halle mit Schwingboden, Rasen (ohne Unebenheiten) oder Sand sind empfehlenswert.
- Die Schuhsohlen bzw. der Hallenboden dürfen nicht zu stumpf sein; eine kurze Rutschphase ist als Kraftabbau vorteilhaft.
- Beidbeinige Sprünge sind weniger belastend als einbeinige.

Sport mit Hüftprothese: Empfehlungen und Warnhinweise

Empfehlenswert ist

- die Verwendung von Sportschuhen mit gut gepolsterten Absätzen (z. B. Luftpolster, Pufferabsätze),
- ein Schuhsohlenprofil, das Ausrutschen verhindert und dennoch eine gewisse Rutschphase (= Kraftabbau beim Abstoppen) erlaubt,
- eine Sportart ohne starke Stauch-, Dreh- oder Scherbelastungen der Beine,
- eine seitliche Polsterung des großen Rollhügels der Hüfte (z. B. durch einen Hüftprotektor) zum Schutz bei eventuellen Stürzen.

Vermieden werden sollte

- die Sportausübung auf hartem Untergrund (Asphalt, Beton, einige Kunststoffböden),
- die Sportausübung auf sehr haftendem Untergrund (stumpfer Hallenboden, punktelastischer Boden, Teppichfilzbelag), weil dort die Rutschphase fehlt,
- das Springen aus einer Höhe von mehr als 20 Zentimetern,
- ein Sturz auf die Knie (= Stauchbelastung des Prothesenlagers),
- ein Sturz auf die Seite des Oberschenkels (d. h. auf den großen Rollhügel),
- eine starke Rotationsbewegung des Beins von mehr als 30° (= Rotationskräfte wirken auf das Prothesenlager)
- eine starke Anspreizungsbewegung,
- eine Krafteinwirkung aus tiefer Hüftbeuge, z. B. extremes Buckelpistenfahren (Scherkräfte),
- häufiges Stolpern, plötzliches Abbremsen sowie abrupter Richtungswechsel,
- jede Sportart, bei der eine maximale Dehnung und Beweglichkeit der Hüftgelenke gefordert wird (Ballett, Wettkampfgymnastik usw.),
- jede Sportart, bei der direkter Körperkontakt im Vordergrund steht (Kampfsport, einige Ballspiele).

Sport für Hüftpatienten

Nicht zu empfehlen ist Sport mit einer Hüftprothese bei

- nicht optimalem Einbau der Prothese (etwa nach schwierigen Pfannenrekonstruktionen),
- einem erfolgten Prothesenwechsel (Austauschoperation),
- einer kurz zurückliegenden Luxation der Prothese,
- Instabilität einer oder beider Prothesenkomponenten,
- ausgeprägter Beinlängendifferenz (betrifft Laufsportarten),
- Verkalkungsprozessen mit Wachstumstendenz,
- lokaler Infektion,
- fortgeschrittener Osteoporose,
- starker Muskelschwäche im Bein oder an der Hüfte,
- Schmerzen.

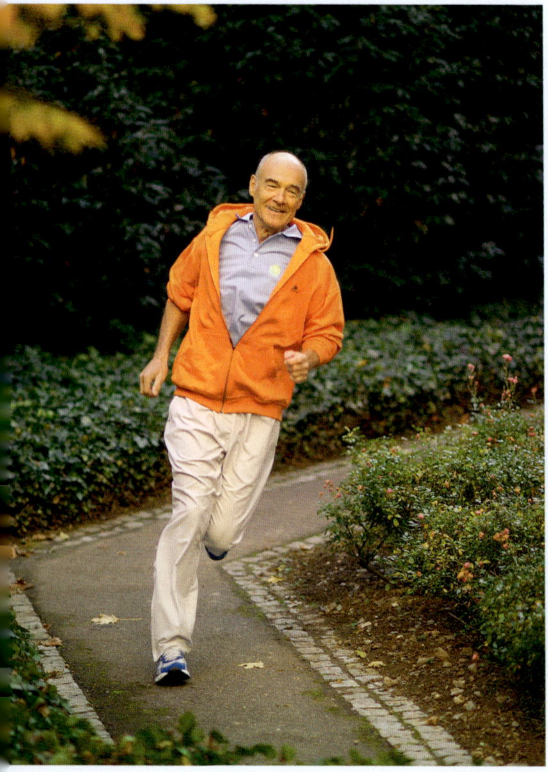

Treten während oder nach einer sportlichen Belastung Schmerzen im operierten Bein auf, dann muss der Sport beendet und eine ärztliche Untersuchung angeschlossen werden.

Badminton

Gute Badmintonspieler sind äußerst gewandt und schnell. Leider führen gerade diese Eigenschaften zu einer hohen Belastung der operierten Hüfte. Es ist daher die Frage, ob Badminton überhaupt für Menschen mit einer Hüftprothese sinnvoll ist. Wenn aber die Sprünge beidbeinig durchgeführt werden, ein langsamer Federball verwendet wird und die Regeln etwas verändert werden (z.B. keine kurzen Lobs hinter die Netzkante), dann kann es durchaus erlaubt werden.

Basketball

Basketball kann sehr dynamisch mit schnellen Richtungswechseln, einbeinigen Absprüngen und Körperkontakt gespielt werden. Dies ist für Menschen mit einer Hüftprothese nicht sinnvoll. Werden aber die oben aufgezählten Verhaltensregeln beachtet, können Sie als Anspielpartner und »Ball-Verteiler« mitspielen.

Ergometertraining

Das Training auf dem Fahrradergometer stellt ein sehr gutes Herz-Kreislauf-Training sowie ein Krafttraining für die Beinmuskulatur dar. Durch seine Standfestigkeit bietet es auch wenig geübten Radfahrern die Möglichkeit, sich körperlich zu betätigen. Das Radfahren auf dem Heimtrainer ist witterungsunabhängig, aber leider auch »langweilig«. Empfehlenswert ist es deshalb, das Rad vor dem Fernseher zu platzieren, um das »Nützliche« mit dem »Informativen« zu verbinden. Ein tägliches Training zur Nachrichtenzeit (ca. 15–20 Minuten) ist für einen positiven Effekt auf den Kreislauf ausreichend.

Bei einer Ergometerleistung von 100 Watt treten an der Hüfte nur Kraftwerte bis 60 % des Körpergewichts auf (s. Tabelle auf S. 46). Bereits kurz nach einer Hüftoperation gewährleistet das Ergometerfahren ein optimales Ausdauer- und Krafttraining. Folgende Hinweise für die Einhaltung einer Teilbelastung eines Beins sollten beachtet werden:

- Das Auf- und Absteigen muss mit besonderer Vorsicht erfolgen.
- Das gesunde Bein muss zu Anfang bei der Beschleunigung des Ergometers mithelfen. Die Beschleunigung sollte nur langsam erfolgen.

- Beim Fahren selbst sollte möglichst gleichmäßig und rund getreten werden.
- Ein Wechsel der Haltung auf dem Fahrrad sollte während des Fahrens, wenn überhaupt, nur ohne Mehrbelastung des operierten Beins erfolgen.
- Bei ungenügender Gelenkbeweglichkeit kann ein Pedal verkürzt werden.
- Hilfsmittel zum Auf- und Absteigen (Gehbock als Abstützhilfe usw.) sind notwendig.

Fußball

Fußball ist immer kampfbetont, gleich in welcher Liga gespielt wird. Kollisionen sind auch und vor allem bei Hobbyspielern nicht zu vermeiden. Zudem führt ein Bein den Ball, während das andere zur Erhaltung der Stabilität, zum Richtungswechsel, und für Täuschungsmanöver fast immer allein Bodenkontakt hat. Dies bewirkt eine große Belastung des Hüftgelenks. Fußball ist daher für Menschen mit einer Hüftprothese nicht zu empfehlen.

Golf

Auf dem Golfplatz legt der Spieler im Allgemeinen längere Wege zurück, was als Gehtraining gesundheitsfördernd ist. Die Verwendung eines Wagens zum Transport der Schläger ist anzuraten. Beim Schlag tritt eine mehr oder weniger starke Rotation in der Hüfte ein, weshalb Sie nach der Operation ein halbes Jahr warten sollten, bevor Sie diese Sportart wieder aufnehmen. Es sollten auch keine Schuhe mit Spikes getragen werden, denn sie bewirken eine Fixierung der Füße und Beine, während sich der Oberkörper weiterdreht.

Laufen/Jogging

Die Belastung des Hüftgelenks beim Gehen bzw. beim Laufen nimmt mit der Geschwindigkeit zu. Beim langsamen Gehen entspricht die Belastung der Beingelenke etwa dem Körpergewicht bzw. liegt leicht darüber, beim Laufen (10 km/h) beträgt sie etwa das Drei- bis Fünffache (s. Tabelle, S. 46). Aufgrund der hohen Gelenkbelastung beim Laufen und Joggen raten manche Wissenschafter von der Ausübung dieser Sportart ab. Klar dagegen stehen aber die positiven Effekte des Laufens auf das Herz-Kreislauf-System und die letztlich guten Langzeitergebnisse von sportlich aktiven Prothesenträgern. Eine Vielzahl von Menschen mit einer Hüftprothese üben regelmäßig Langlauf und Jogging aus, ohne einen negativen Effekt festzustellen.

Daher ist unter folgenden Bedingungen durchaus das Jogging zu empfehlen:

- weicher Waldboden, allerdings ohne Stolperfallen wie Steine oder Baumwurzeln,
- Stolpern und Stürze müssen vermieden werden,
- ein flüssiger und weicher Laufstil (»wie beim Barfußlaufen«),
- extreme Ermüdung vermeiden, denn dann wird der Laufstil hart und holprig,
- mäßiges Tempo (ein leicht erhöhtes Tempo stellt auch noch keine stärkere Belastung der Hüfte dar),
- stabile, leichte Laufschuhe mit guter Fersenpolsterung, die individuell angepasst werden,
- in hügeligen Geländen bergauf laufen, das ist sogar noch weniger belastend als Laufen in der Ebene; bergab oder auf Treppen aber nur normal gehen,
- beim Joggen auf einem Laufband (kein hohes Tempo!) wegen der besseren Federung möglichst ein Lamellenlaufband wählen,
- keine extrem langen Läufe (die Prothese wird nach stundenlangem Laufen aufgrund der Reibung bis zu 2° C wärmer!), sondern lieber Intervallläufe bis zu 90 Minuten Länge (mit Pausen),
- beim Wunsch nach extremer Ausdauerbelastung die Kombination von Laufen, Radfahren, Schwimmen (z.B. Triathlon), evtl. auch Rudern, Paddeln usw. wählen.

Kegeln

Unter Freizeitaspekten ist Kegeln durchaus empfehlenswert. Beim Ausfallschritt sollte das operierte Bein nach hinten gesetzt, das vordere im Kniegelenk gebeugt und stärker belastet werden.

Paddeln

Paddeln ist eigentlich unbegrenzt möglich, wenn das Ein- und Aussteigen gut gewährleistet ist. Dies ist bei einigen speziellen Booten (Wildwasserkajaks u.a.) schwierig. Falls das Boot einmal umkippt, könnte der Versuch, eine Eskimorolle zu probieren, zu einer Luxation der Hüftprothese führen.

Radfahren

Die Belastung der Sprung-, Knie- und Hüftgelenke ist beim Radfahren in sitzender Position niedriger als beim Gehen. Das Gewicht des Rumpfes, des Kopfes und der Arme wird annähernd komplett über die Sitzbeine auf den Fahrradsattel übertragen. Die Beine tragen nur ihr Eigengewicht, und auf die Beingelenke wirken zusätzlich nur noch die Muskelkräfte der unteren Extremität ein.

Da das Körpergewicht beim Radfahren die Hüftgelenke nicht belastet, dürfen Patienten mit einer Hüftprothese schon wenige Tage nach der Operation das Fahrradergometer benutzen, wenn der Arzt es erlaubt.

Freies Radfahren ist im Allgemeinen erst sechs Monate nach der Operation anzuraten, denn für Prothesenpatienten ist ein abruptes Abspringen beim

MERKE

Helm und Hüftprotektor tragen!

Die Unfallstatistiken zeigen eine Reihe von Verletzungen durch das Radfahren, gerade bei älteren Menschen. Das Auf- und Absteigen, aber auch glatter Untergrund, eine unebene Strecke und Kollisionen sind gefährlich. Schenkelhalsfrakturen und Kopfverletzungen nach einem Fahrradsturz sind bei Menschen über 40 Jahren sehr häufig. Das Tragen eines Fahrradhelmes muss daher genauso obligatorisch sein wie ein Hüftprotektor.

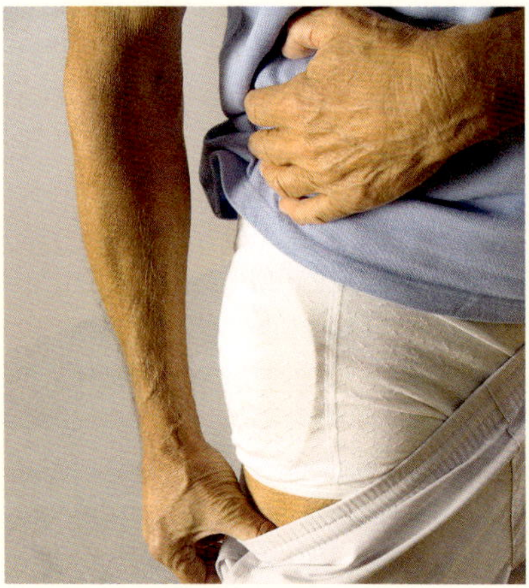

plötzlichen Bremsen bedenklich. Patienten, die jahrelang nicht mehr Rad gefahren sind, muss jedoch von der Ausübung abgeraten werden, denn die Sturzgefahr ist zu groß. Sie sollten besser auf einem Ergometer trainieren.

Beim Fahren auf einem Rennrad sollten keine Pedale zum Einhaken verwendet werden, weil bei einem Sturz die Hüfte verdreht werden könnte. Beim Mountainbikefahren über unebenes Gelände ist nicht nur eine gefederte Vordergabel, sondern auch eine Federung im Hinterradbereich sinnvoll, weil bei holprigen Abfahrten der Sportler auf den Pedalen steht und die Schläge von den Pedalen auf die Hüftgelenke wirken können.

Reiten

Bei passionierten Reitern ist erfahrungsgemäß mit einer frühen Lockerung der Hüftprothese zu rechnen. Die Ursachen sind unklar, möglicherweise ist eine zu starke Abspreizung schädlich. Auch ist die Sturzgefahr erheblich. Reiten ist deshalb nicht ratsam.

Rudern

Auf das Rudern sollten Sie in den ersten drei Monaten nach Hüft- oder Knieprotheseneinbau verzichten, um keine Luxation oder Lockerung zu provozieren. Dann ist diese Sportart jedoch sehr zu empfehlen. Allerdings sind zum Tragen der Boote spezielle Rollwagen erforderlich.

Das Training auf einem Ruderergometer ist in den ersten 6 Wochen nicht sinnvoll, weil durch die Oberkörper- und Beinbewegung eine zu starke Hüftbeugung eintreten kann. Auch ist das Auf- bzw. Absteigen zu unsicher.

Schwimmen

Übungen im Bewegungsbad sind sehr hilfreich und empfehlenswert, sobald die Wunde verschlossen ist. In den ersten drei Monaten darf kein Brustbeinschlag durchgeführt werden, um eine unwillkürliche Anspreizung zu vermeiden, nach drei Monaten ist auch Brustschwimmen mit Beingrätsche erlaubt. Schwimmen ist nun unbegrenzt möglich und sehr empfehlenswert.

Sport für Hüftpatienten

Segeln

Segelsport kann auf einem kleinen Optimisten oder auf einem Dreimaster betrieben werden. Demgemäß sind auch die Belastungen sehr unterschiedlich: Beim Ausreiten einer kleinen Jolle können teilweise starke Kräfte auf die operierte Hüfte einwirken. Auf einem Dickschiff dagegen lebt es sich bequemer, sofern kein Sturm aufkommt. Man sollte als Skipper mit einer Hüftprothese immer im Hinterkopf behalten, dass im Extremfall (Kenterung, Seenotfall) die Hüfte luxieren kann. Zu vermeiden sind auf jedem Fall Sprünge auf den Steg oder auf das Boot. Hier treten laut Statistik die meisten Verletzungen auf.

Skifahren

Beim Skifahren werden beide Beine belastet, wodurch die operierte Hüfte – ähnlich wie beim beidbeinigen Stehen – eher gering belastet wird. Zwar ist Skifahren wegen der Sturzgefahr und der möglichen Rotationskräfte bei Verdrehungen für Patienten mit einer Hüftprothese nicht unbedingt empfehlenswert, doch überwiegen die vielen positiven Auswirkungen auf Körper und Seele. Viele Hüftpatienten fahren seit Jahrzehnten Ski, ohne dass eine Lockerung der Prothese eingetreten ist.

Beim alpinen Skifahren mit einer Hüftprothese ist eine spezielle Fahrweise sinnvoll: Vermeidung von starker Druck- und Knickbelastung in der Hüfte, schulterbreites Fahren, keine Sprünge, möglichst keine Stürze. Eine spezielle Schontechnik wird im deutschen Skiverband zur Vermeidung von hohen Gelenkbelastungen gelehrt, dabei wird das Hüftgelenk nur mit dem 1,2-fachen des Körpergewichts belastet. Der operierte Skifahrer muss Eisplatten (Gefahr des seitlichen Sturzes auf den großen Rollhügel der Hüfte) ebenso meiden wie nassen oder verharschten Schnee (Gefahr der Hängenbleibens und damit der Hüftrotation oder des Sturzes). Eine seitliche Polsterung der Hüften ist zur Vermeidung von direkter Krafteinwirkung beim Sturz sinnvoll. Empfehlenswert sind relativ kurze Ski; zu lange Ski bergen die Gefahr größerer Rotationskräfte in sich, zu kurze Ski können allerdings einen Sturz nach hinten provozieren.

Skilanglauf

Die Verletzungsrate beim Skilanglauf wird mit 0,2 bis 1,5 Verletzungen pro 1000 Skitagen angegeben. Es ist zu bedenken, dass im Vergleich zum Alpinski die Skilanglauf-Bindung deutlich weniger Halt gibt, die Ski schmaler sind und die Schuhe eine schlechtere Skiführung ermöglichen. Deshalb sind Stürze durchaus häufiger, auch bei geringen Geschwindigkeiten. Die meisten Skilanglaufverletzungen entstehen durch Verdrehen des Unterschenkels. Deshalb sollte auch hier die seitliche Hüfte gepolstert und zur Dämpfung der Oberschenkelstauchung bei Stürzen sollten Knieschoner getragen werden. Vorsicht ist geboten bei engen, steilen, eisigen oder überfüllten Loipen: Hier kann man schon einmal »einfädeln« und mit der Skispitze hängen bleiben, wodurch die Hüfte in starker Rotation gezerrt wird. Eine gute Selbsteinschätzung ist hier gefragt.

Stepper/Crosstrainer

Beim Stepptraining erfolgt die Bewegung der Füße meist vertikal in einem großen Bewegungsausschlag, wodurch eine starke Beugung im Hüftgelenk entstehen kann. Daher ist der Crosstrainer dem Stepper vorzuziehen, denn hierbei handelt es sich eher um eine weiche, ellipsenförmige Bewegung, bei der die Gelenke in begrenztem Umfang bewegt werden. Bei erlaubter Vollbelastung des Hüftgelenks ist dieses Gerät durchaus für ein Kraft- und Ausdauertraining zu empfehlen. Vorsicht ist angebracht beim Auf- oder Absteigen von diesen Geräten. Sie sollten daher in den ersten Wochen nur unter Anleitung der Therapeuten benutzt werden.

Tennis

Die abrupten Stoppbelastungen beim Tennis sind eigentlich ungeeignet für Menschen mit einer Hüftprothese. Indessen können geübte Spieler die Belastung der Beine wohl dosieren: Nicht jeder Ball muss erlaufen werden und die Rotation in der Hüfte muss nicht bis zum Äußersten erfolgen. Manchmal ist das Spielen im »Doppel« daher sinnvoller. Auch ist es günstiger, auf einem Ascheplatz zu spielen, weil die Rutschphase einen Teil der beim Aufkommen wirkenden Kraft abfängt. Das Tennisspielen auf hartem Boden und stumpfem Belag (Filz) ist nicht zu empfehlen. Nicht wenige Menschen spielen nach Implantation einer Hüftprothese regelmäßig Tennis, sogar Tennislehrer sind jeden Tag mehrere Stunden auf dem Platz und haben auch nach zehn Jahren keine Probleme mit ihrer Hüftprothese.

Volleyball

Professionelles Volleyballspiel zeichnet sich durch einen hohen Anteil an Sprüngen und Bodenarbeit in tiefer Hockstellung aus. Es ist daher für Personen mit einer Hüftprothese nicht geeignet. Wird es aber modifiziert gespielt (keine Sprünge in extremen Situationen, etwa bei dem Versuch, einen schlecht gestellten Ball noch zu schlagen), so ist es durchaus erlaubt. Beim Blocksprung mit beidbeinigem Absprung und beidbeinigem Aufkommen ist die Belastung der Hüfte deutlich geringer als bei einbeinigem Sprung. Eine gute Halle mit Schwingboden verringert die Gelenkbelastung. Noch besser ist das Spielen im Sand, hier sind keine großen Kompressionskräfte auf die Hüfte nach einem Sprung zu erwarten.

Walking und Nordic-Walking

Beim Walking ist der Aufprall der Ferse auf dem Boden (und damit die Gelenkbelastung) sanfter als beim Jogging. Zügiges Gehen unter Beachtung der Körperhaltung, des Armeinsatzes, des Rhythmus und des Tempos ist zum Training der aeroben Ausdauer zu empfehlen. Beim Walking sollte das Tempo bei etwa 4–5 km/h liegen, beim schnelleren Gehen bei 5–7 km/h. Auf Sportgehen mit Geschwindigkeiten von 8–16 km/h (und mehr) sollten Sie verzichten, da es dabei zu einer starken Hüftrotation und ungünstigen Belastung der Gelenke kommt. Das Gehen mit Stöcken beim Nordic Walking führt zu keiner messbaren Gelenkentlastung im Vergleich zum Walking, jedoch bedeutet der Einsatz der Stöcke für den Hüftpatienten mehr Sicherheit.

Wandern

Längere Wanderungen, selbst flottes Gehen sind nach Implantation einer Hüftprothese erlaubt, am besten unter Verwendung von Ski-, Teleskop- oder Nordic-Walking-Stöcken. So waren bei einem 77-jährigen sportlichen Patienten, der regelmäßig am Wochenende 20 km wanderte und sogar einen mehrwöchigen Fußmarsch im Himalaja absolvierte, auch nach zehn Jahren keine Anzeichen einer Prothesenlockerung zu erkennen. Bergaufwandern und Bergabfahren mit der Seilbahn ist eine weitere Möglichkeit, das Hüftgelenk vor der Mehrbelastung beim Abwärtsgehen zu schonen.

Service

Informationen für Patienten zu Hüfterkrankungen, Operationsverfahren und Therapiemöglichkeiten

www.medizinfo.de/orthopaedie/start.shtml
Informationen über orthopädische Erkrankungen und Hüft-Operationen

www.profwacha.de/pdf/3_4.pdf
Ausführliche Beschreibung der Durchführung und Nachbehandlung einer Hüft-TEP-Implantation

www.orthoforum.de/1286/Hueftprothese
Beschreibung der Implantation einer Hüftendoprothese

www.aerzteblatt.de/archiv/treffer?mode=s&wo=1008&typ=16&aid=206804&s=h%FCftendoprothese
Artikel aus dem Jahre 2019 von Nicole Siegmund-Schultze: **Haltbarkeit von Hüftendoprothesen: Drei Viertel der künstlichen Hüftgelenke halten 15 bis 20 Jahre.** Dtsch Arztebl 2019; 116(15): A-739 / B-609 / C-598

Artikel aus dem Jahre 2013 von Andreas Olk:
Kurzschaftendoprothesen: Überblick über die verfügbaren Systeme. Dtsch Arztebl 2013; 110(45): A-2145

www.ae-germany.com
Arbeitsgemeinschaft Endoprothetik – Informationen für Ärzte und Patienten

www.orthinform.de
Krankheitsbilder der Orthopädie, Diagnosesuche, Klinik- und Arztsuche, Patienteninformationen

www.arthrose.de
Informationen der Deutschen Arthrose-Hilfe e. V. mit Expertenrunde, Therapievorschlägen

www.aerzteblatt.de/archiv/treffer?mode=s&wo=1008&typ=16&aid=206804&s=h%FCftendoprothese
Artikel aus dem Jahre 2014 von Vera Zylka-Menhorn: **Metall-Hüftendoprothesen: Was Ärzte Patienten raten können.** Dtsch Arztebl 2012; 109(14): A-708 / B-613 / C-608

Medizinische und wissenschaftliche Informationen über Hüftendoprothesen

www.medline.de
Die weltgrößte medizinische Literatur- und Recherchedatenbank in Zusammenarbeit mit dem DIMDI oder Knowledge-Finder

www.uni-essen.de/~qpd800/WSITECOPY.html
Weltweite Linksammlung aus den Gebieten: Orthopädie, Biomechanik, Rehabilitation

www.aerzteblatt.de/archiv/treffer?mode=s&wo=1008&typ=16&aid=206804&s=h%FCftendoprothese
Artikel aus dem Jahre 2014 von Dargel, Jens; Oppermann, Johannes; Brüggemann, Gert-Peter; Eysel, Peer: **Luxationen nach Hüftendoprothese.** Dtsch Arztebl Int 2014; 111: 884–90; DOI: 10.3238/arztebl.2014.0884

Artikel aus dem Jahre 2017 von Bergmann, Annekatrin; Bolm-Audorff, Ulrich; Krone, Daniel; Seidler, Andreas; Liebers, Falk; Haerting, Johannes; Freiberg, Alice; Unverzagt, Susanne: **Hüftgelenksarthrose: Körperliche Belastung im Beruf als Risiko.** Dtsch Arztebl Int 2017; 114: 581-8; DOI: 10.3238/arztebl.2017.0581

https://jwi.charite.de/
Wissenschaftliche Seite des Julius Wolff Instituts, Charite, Berlin. Hier unter »Durchsuchen Sie diese Website« eingeben: »Hüft TEP«. Es werden die **biomechanischen Untersuchungsergebnisse zur Belastung der Hüft-Endoprothese im Alltag und bei anderen Aktivitäten** auf Videos gezeigt.

www.grin.com/document/24036
Artikel aus dem Jahre 2004 von C. Schönle über die postoperativen Risiken und die Vermeidung von Komplikationen in der Heilungsphase **Heilung nach Operationen - das Risiko in der postoperativen Phase und in der orthopädischen Rehabilitation**.

www.egms.de/static/en/meetings/dgu2006/06dgu0984.shtml
Artikel aus dem Jahre 2006 von T. Jöllenbeck, C. Schönle, C. Classen, M. Mull über Belastung der Hüft- Endoprothese beim Gehen und auf der Treppe **Feldstudie zur Teilbelastung nach Knie- oder Hüfttotalendoprothese beim Gang in der Ebene sowie über eine Treppe**. Joint German Congress of Orthopaedics and Trauma Surgery 02.–06.10.2006, Berlin

www.egms.de/static/en/meetings/dkou2007/07dkou740.shtml
Artikel aus dem Jahre 2007 von T. Jöllenbeck, C. Schönle, C. Classen, M. Mull

über Pedalkräfte beim Fahrrad-Ergometerfahren: **Patientensicherheit auf dem Fahrradergometer – Pedalkräfte in der Startphase und bei konstanten Drehzahlen.** Deutscher Kongress für Orthopädie und Unfallchirurgie, 71. Jahrestagung der Deutschen Gesellschaft für Unfallchirurgie, 24.–27.10.2007, Berlin

https://www.springermedizin.de/operative-zugangswege-zur-huefte-beim-aelteren-menschen/11949572?fulltextView=true
Artikel aus dem Jahre 2007 von M.Nogler, M. Thaler: **Operative Zugangswege zur Hüfte beim älteren Menschen.** Der Orthopäde, Jan. 2017, Vol. 16, S. 18–24

Medizinische Apparate, Hilfsmittel, Rehabilitation

www.callnrw.de/broschuerenservice/download/1743/sicher%20wohnen.pdf
Ausführliche und unabhängige Informationen über Hilfsmittel, barrierefreies Wohnen, behindertengerechte Umbaumaßnahmen

www.ot-forum.de
Forum für orthopädie-technische Hilfsmittel, Orthetik, Prothetik, technische Rehabilitation, Homecare, Medizintechnik und Sanitätshaus

www.draisin.com
Spezialfahrräder für Gehbehinderte

www.sciencedirect.com/science/article/abs/pii/S0949328X17301539
Artikel aus dem Jahre 2014 von T. Jöllenbeck, C. Schönle, J. Pietschmann: **Schutzwirkung von Hüft- und Rückenprotektoren für Alltag und Sport?** Sports Orthopaedics and Traumatology, Volume 33, Issue 3, September 2017, Pages 286–292

www.russka.de/produktsuche.html?keywords=h%C3%BCftprotektor&x=44&y=13
Hüftprotektor Firma Russka

www.pdcare.ch/
Hüftprotektor Firma PD Care

www.roelke.de/safehip/index.html
Hüftprotektor: Safe-Hip

www.seniorenfachhandel.de/Hueftprotektoren
Hüftprotektor: Fachhandel für Hüftprotektoren

http://www.bfu.ch/de/
Schweizerische Bundesanstalt für Unfallverhütung. Forschung über Hüftprotektoren. Ratgeber zur Sturzprophylaxe

www.klinik-lindenplatz.de/wp-content/uploads/2016/01/Joellenbeck-Protektoren-ASH-23.pdf
Artikel aus dem Jahre 2014 von T. Jöllenbeck, C. Schönle, J. Pietschmann , D. Glage, über Protektoren zur Vermeidung von Knochenbrüchen beim Sport mit Endoprothesen: **Hüft-und Rückenprotektoren im alpinen Wintersport - effektiver Schutz?** ASH Band 23 © Edition Czwalina

www.online-oup.de/media/article/2014/11/D5C20318-F078-42BA-8454-CB210A139AFA/D5C20318F07842BA8454CB210A139AFA_schoenle_1_original.pdf
Artikel aus dem Jahre 2014 von C. Schönle, T. Jöllenbeck, W. Kuchler über das Skifahren mit Hüft-Endoprothesen: **Schontechniken für Gelenke und Wirbelsäule beim alpinen Skifahren.** Deutscher Ärzte-Verlag | OUP | 2014; 3 (11)

https://docplayer.org/11011750-Rehabilitation-von-joachim-grifka-christoph-schoenle-1-auflage.html
Wissenschaftliches Buch von C. Schönle 2004 über die Effektivität der orthopädischen Rehabilitation: Ausführliche Hinweise und wissenschaftliche Ergebnisse über die Rehabilitation, Komplikationen und Übungsbehandlung nach Implantation einer Hüftendoprothese.

Medizinische Leitlinien und Neuigkeiten

www.bvou.net
Berufsverband der Fachärzte für Orthopädie und Unfallchirurgie e.V.

www.dgu-online.de
Deutsche Gesellschaft für Unfallchirurgie: Leitlinien, Nachbehandlungsempfehlungen

www.ortho-online.de
Orthopädische Nachrichten für Ärzte und Patienten

www.eprd.de/index.php?id=6
Endoprothesenregister in Deutschland

Selbsthilfegruppen

https://behinderung.org
Ratgeber für Menschen mit Behinderung und deren Angehörige

www.osteoporose-deutschland.de
Bundesselbsthilfeverband für Menschen mit Osteoporose

www.bsk-ev.org
Bundesverband Selbsthilfe Körperbehinderter e.V. – BSK

www.rheuma-liga.de
Bundesverband der Deutschen Rheuma-Liga

Service

www.rheumaliga.ch
Rheumaliga der Schweiz

www.deutsches-arthrose-forum.de
Großes Internetforum zu allen Fragen der Arthrose, Erfahrungsaustausch, Diskussionsforum, sehr ausführliche Informationen

www.orthopoint.com
Treffpunkt für Menschen mit Behinderung

www.rheuma-online.de
Informationen für Patienten über rheumatische Krankheiten, Selbsthilfegruppen

Stichwortverzeichnis

Stichwortverzeichnis

Impressum

Bibliografische Information der Deutschen Nationalbibliothek
Die Deutsche Nationalbibliothek verzeichnet diese Publikation in der Deutschen Nationalbibliografie; detaillierte bibliografische Daten sind im Internet über http://dnb.d-nb.de abrufbar.

Programmplanung: Katja Liese

Redaktion: Astrid Nedbal
Bildredaktion: Christoph Frick

Umschlaggestaltung und Layout:
CYCLUS Visuelle Kommunikation, Stuttgart

Bildnachweis:
Umschlagfoto und S. 3: Simone Schneider, Stuttgart
Fotos im Innenteil: Silke Rödig: S. 9, 42, 43, 44, 55 unten, 56 unten; Dr. Christoph Schönle: S. 12, 17; Bernhard Widmann, Stuttgart: S. 4, 5, 7, 21, 24, 27, 32, 37, 48, 49, 51, 52, 54, 55 oben, 56 oben, 57, 58, 59, 60, 64, 70, 71, 72, 73, 74, 75, 76, 77, 78, 79, 81, 82, 83, 90, 92
Die abgebildeten Personen haben in keiner Weise etwas mit der Krankheit zu tun.

3. Auflage 2020

Printed in Germany

Satz: Fotosatz Buck, 84036 Kumhausen
gesetzt in: InDesign CS3
Druck: AZ Druck und Datentechnik GmbH, Kempten

Gedruckt auf chlorfrei gebleichtem Papier

ISBN 978-3-432-11095-0 1 2 3 4 5 6

Auch erhältlich als E-Book:
eISBN (ePub) 978-3-432-11096-7